ACTIVAR EL NERVIO VAGO

Navaz Habib es experto en medicina funcional y quiropráctica, está especializado en intervenciones en el estilo de vida a través de la activación del nervio vago. A raíz de sus propios problemas de salud, ha dedicado su carrera a estudiar las causas de la inflamación, la autoinmunidad y los trastornos metabólicos. Ha ayudado a miles de pacientes a superar estas y otras condiciones crónicas mediante sencillos cambios en el estilo de vida relacionados con el nervio vago y el sistema parasimpático. Es también el fundador de la clínica Health Upgraded.

Código BIC: VFD | Código BISAC: HEA010000
Diseño de cubierta original: Opalworks
Adaptación de cubierta: Sacajugo.com

Navaz Habib

ACTIVAR EL NERVIO VAGO

Cómo favorecer la capacidad
natural del cuerpo para curarse

Traducción de Camila Batlles Vinn

 **books4pocket**

Argentina • Chile • Colombia • España
Estados Unidos • México • Perú • Uruguay

Título original: *Activate Your Vagus Nerve*
Editor original: Ulysses Press, Berkeley, California
Traducción: Camila Batlles Vinn

1.ª edición en **books4pocket** Junio 2025

Advertencia

Text Copyright © 2019 Navaz Habib.
Design and concept copyright © 2019 Ulysses Press and licensors.
All Rights Reserved
Ilustraciones del interior: Ankita
© 2019 de la traducción *by* Camila Batlles Vinn
© 2019, 2025 *by* Urano World Spain, S.A.U.
Plaza de los Reyes Magos, 8, piso 1.º C y D – 28007 Madrid
www.edicionesurano.com
www.books4pocket.com

ISBN: 978-84-19130-56-3
E-ISBN: 978-84-17780-47-0
Depósito legal: M-9.976-2025

Fotocomposición: Urano World Spain, S.A.U.
Impreso por Novoprint, S.A. – Energía 53 – Sant Andreu de la Barca (Barcelona)

Impreso en España – *Printed in Spain*

ÍNDICE

TERCERA PARTE
ACTIVA TU NERVIO VAGO

PRÓLOGO

Guardo un mantra en mi corazón: lo mejor está por venir. Esta frase es especialmente cierta si has elegido este maravilloso libro, un libro que te ayudará a descubrir un don que te es concedido desde el momento de tu concepción: una salud vibrante.

No puedo dejar de maravillarme ante lo asombroso que es el cuerpo humano. Es realmente el mayor logro del universo. En el centro de todo se halla tu interfaz cósmico: el sistema nervioso. El sistema nervioso nos ayuda a interactuar con el maravilloso mundo que nos rodea, a estar sanos y a mantener un equilibrio óptimo en nuestro interior. Es un tesoro que debemos honrar y cuidar para vivir una vida plena y satisfactoria. Nuestro cerebro conecta y regula nuestras funciones corporales a través de la médula espinal, los nervios periféricos y una superautovía de información conocida como el nervio vago.

No es empresa fácil regular la función de más de 60 billones de células el día entero todos los días del año, pero, de alguna forma, sucede en este mismo momento. Millones de señales se propagan hacia y desde el cerebro, alcanzando a todos los órganos y sistemas de tu cuerpo, manteniendo tus sistemas y tu vida equilibrados. Permiten que respires, digieras, te regeneres, repares, repliques y regules. Todo ello gracias al nervio vago.

A medida que descubrimos los misterios del cielo en lo alto y la vastedad dentro de nosotros, es difícil no vivir en un estado constante de asombro y admiración ante el potencial humano. Por eso me alegra que hayas decidido leer este libro. ¡Estoy convencido de que *Activar el nervio vago* te ayudará a liberar tu vida más gratificante!

Navaz Habib ha realizado una excelente tarea: te muestra cómo puedes gozar de una vida vibrante accediendo al potencial sanador que llevas dentro. Mientras lees las páginas de este libro, es esencial que apliques de inmediato los conocimientos que se te ofrecen a fin de ser testigo de primera mano de las poderosas habilidades que posees.

¡Una salud abundante no se adquiere sin esfuerzo! *Activar el nervio vago* te enseñará cómo conseguirla de forma sencilla, práctica y cuantificable, pero no dejes que la simplicidad de las indicaciones te engañen. Como dijo Leonardo da Vinci: «La simplicidad es el mayor signo de sofisticación». Te aseguro que no hay nada más sofisticado que tu cuerpo, lo que significa que no hay nada más simple que cuidar. ¿No es eso lo que queremos todos?

La idea de que tenemos que utilizar métodos tan complejos como el propio cuerpo para sanarlo no solo es errónea, sino poco realista. Somos testigos de los fallos de este paradigma en el modelo alopático de sanidad. Bruce Lipton, autor de *La biología de la creencia: la liberación del poder de la conciencia, la materia y los milagros*, se refiere a esto como «una broma cósmica». Una auténtica solución a los problemas de salud debe ser simple, tal como exigen las leyes del cosmos.

En estas páginas hallarás una potente información que transformará tu vida. Una información que puedes aplicar de inmediato y compartir con otros. De hecho, te revelaré un pequeño secreto. Cuando acuden pacientes a The Living Proof Institute (una clínica de medicina funcional donde intervenimos para modificar y mejorar el estilo de vida de los pacientes), nuestro objetivo principal es aplicar la información que leerás en este libro y conseguir que el nervio vago de nuestros pacientes funcione como es debido, ¡para que todo lo demás que hagamos juntos funcione cien veces mejor! Nosotros denominamos este concepto «un binomio autónomo». Los pacientes que gozan de un sistema nervioso saludable sanan más rápida y completamente, y requieren menos suplementos.

Te asombrará la mejoría que experimentará tu sueño, tu digestión, tu sistema inmunitario, tus niveles de azúcar en sangre, tu estado de ánimo, tu desintoxicación y otras funciones corporales sin que tengas que tomar una sola pastilla o pócima. La clave para que accedas a una salud vibrante está a pocos pasos. Créeme; mis colegas y yo hemos ayudado a miles de personas enseñándolas a ayudarse ellas mismas. De nuevo… sin medicamentos, sin pastillas, sin pócimas, sin efectos secundarios ¡y sin coste alguno!

En una época en que los costes de la sanidad no dejan de aumentar, los métodos de autocuidado descritos en este libro son totalmente gratuitos y solo te llevarán unos minutos al día. Sé que suena demasiado bueno para ser verdad, pero es así. ¡Te lo aseguro!

Como comprobarás, estos conocimientos han sido aplicados durante miles de años en todos los aspectos de la medicina oriental. Quizá te preguntes por qué nadie te había informado de las sencillas soluciones propuestas en este libro. La razón quizá te choque al principio, pero lo comprenderás con toda claridad cuando empieces a prestar atención a las pistas que te rodean.

El modelo alopático de sanidad funciona bajo un paradigma que sostiene que tu cuerpo comete errores, que no sabe autorregularse, que tú no puedes hacer nada al respecto. Utilizando estas pautas y convenciendo a otros (mediante el marketing) de que esto es así, millones de personas han caído en el engaño y han sido inducidas a ingerir medicamentos, mutilar su maravilloso cuerpo y envenenar su mente. Esto ha provocado que los costes se disparen, una creciente dependencia de todo tipo de fármacos y unos resultados fallidos. El cuerpo del paciente no es contemplado como un compañero en su viaje de sanación, sino como la causa de la enfermedad. Nada más lejos de la verdad.

En el modelo vitalista de salud, nos basamos en un paradigma totalmente distinto. Nosotros creemos que todas las partes de tu cuerpo son necesarias, que tu cuerpo es capaz de autorregularse y que solo puedes estar sano si acatas las leyes de la naturaleza. Creemos que, como ser humano, posees un potencial sanador innato mucho más poderoso que cualquier intervención conocida por el hombre. Creemos que nada puede sanar tu cuerpo mejor que tu propio cuerpo.

Pero aquí reside la clave: solo tú puedes llevar a cabo el trabajo descrito en estas páginas. ¡Solo tú!

Has sido bendecido con esta maravillosa vida, y este libro te ayudará a vivirla con plenitud.

Un sistema nervioso sano, que transmite información de forma óptima, es crucial para quienes aspiran a gozar de una salud auténtica y duradera. Por consiguiente, al margen de dónde te encuentres en tu búsqueda de salud, me alegro de que puedas aplicar los conocimientos que Navaz Habib comparte tan generosamente en las páginas de este libro.

¡Activa tu nervio vago, activa tu vida!

SACHIN PATEL, fundador de The Living Proof Institute

INTRODUCCIÓN

Sin que te pares a pensar en ello, tu corazón latirá hoy 100.000 veces. Respirarás 23.000 veces. Tu sangre circulará a través de tu cuerpo tres veces por minuto, y tu hígado limpiará y desintoxicará esa sangre continuamente. La población bacteriana que cambia constantemente en tu intestino trabajará de forma simbiótica con tu tracto digestivo para descomponer los alimentos que ingieres y asimilar los nutrientes que requiere cada una de tus células para funcionar. ¿Te has preguntado alguna vez cómo ocurre todo esto en ausencia de un control consciente? ¿Cómo funcionan todos estos sistemas de manera colectiva?

La respuesta es tu sistema nervioso autónomo. Este sistema constituye una maravilla evolutiva. Es la parte del sistema nervioso que, dicho en pocas palabras, es responsable del control de las funciones corporales que no están dirigidas de modo consciente.

Nuestro cuerpo está diseñado para vivir y sobrevivir sin necesidad del pensamiento consciente. A medida que los humanos evolucionamos, nuestra capacidad de pensar conscientemente aumentó de modo exponencial. Esto fue posible porque los sistemas necesarios para sobrevivir se regularon de forma subconsciente o de forma automática. Nuestro prosencéfalo creció y nos permitió pensar, contemplar y conectarnos con el mundo que nos rodea. Entretanto, nuestro tronco encefálico logró mantenernos vivos y prosperar.

El tronco encefálico es el punto más grueso y elevado de la médula espinal. Dentro del tronco encefálico hay muchos centros de control de información llamados núcleos, cada uno dotado de una serie de funciones específicas que dirige y de los que envía o recibe señales.

Algunos de estos sistemas nos alertan sobre estresores internos y riesgos para nuestra supervivencia en el entorno. Tanto si estos estresores se deben a una infección que empieza a desarrollarse en nuestro cuerpo como a pensamientos estresantes sobre tareas que debemos llevar a cabo o a la presencia física de un tigre ante nosotros, las funciones de este sistema controladas automáticamente nos permiten sobrevivir. Estos mecanismos están regulados por una rama del sistema nervioso autónomo llamada rama simpática (o sistema nervioso simpático, para simplificar). El sistema nervioso simpático aumenta la frecuencia cardíaca, aumenta la frecuencia respiratoria, reduce la profundidad respiratoria, envía flujo sanguíneo hacia los músculos en los brazos y las piernas desviándolo del hígado y el tracto digestivo y dilata las pupilas de nuestros ojos. Al hacerlo, este sistema nos permite luchar contra los estresores o «huir» y alejarnos de los estresores que se presentan. Cuando el sistema nervioso simpático está activo, decimos que está en estado de «lucha-o-huida».

Por el contrario, en el sistema nervioso autónomo hay otra rama que nos permite relajarnos y recuperarnos de la tensión y las tareas cotidianas. Nos permite permanecer en calma, reduce nuestra frecuencia cardíaca, reduce nuestra frecuencia respiratoria para que respiremos de forma más profunda y plena y desvía el flujo sanguíneo de nuestras extremidades para dirigirlo hacia los órganos internos, permitiendo que nuestro cuerpo se recupere, permanezca en calma e incluso procree. Esta rama del sistema nervioso autónomo se denomina rama parasimpática (o sistema nervioso parasimpático, para simplificar). Cuando el sistema nervioso parasimpático se activa, decimos que está en estado de «reposo-y-digestión».

La gran mayoría de los controles del sistema nervioso parasimpático dependen de un par de nervios específico: el nervio vago, que constituye el objeto de estudio de este libro. Es el único nervio que se origina en el tronco encefálico y recorre todo el cuerpo. El nervio vago (en rigor los nervios vagos, puesto que son dos estructuras emparejadas, cada una presente en cada lado del cuerpo) es responsable de regular el control del corazón, los pulmones, los músculos del cuello y las vías respiratorias, el hígado, el estómago, el páncreas, la vesícula biliar, el bazo, los riñones, el intestino delgado y parte del intestino grueso. El funcionamiento del nervio vago afecta de modo determinante a la salud: la disfunción del nervio vago está estrechamente relacionada con diversas enfermedades.

Antes creíamos que los nervios cumplían una misión básica: transmitir rápidamente señales de un área a otra. Ahora hemos comprobado que el alcance de los mensajes y las señales transmitidos por el nervio vago es mucho mayor y más importante de lo que suponíamos; de hecho, es el vínculo directo entre el cerebro y el microbioma intestinal. El nervio vago es la vía de comunicación más importante con respecto a la digestión, el estatus nutricional y la población bacteriana en constante cambio, virus, levaduras, parásitos y lombrices que habitan en nuestro tracto digestivo.

El equilibrio entre las dos ramas del sistema nervioso autónomo es imprescindible para vivir una vida plena y satisfactoria. La sobreactivación de una rama puede provocar una severa pérdida de función en la rama opuesta. El desequilibrio crónico nos conduce a la enfermedad y la disfunción. Cuando los niveles de estrés permanecen demasiado elevados durante demasiado tiempo, el sistema parasimpático pierde la capacidad de funcionar. El flujo sanguíneo y la función se centran en la rama del simpático, lo que significa que la rama parasimpática queda limitada y, por tanto, la función disminuye al cabo del tiempo. También puede suceder lo contrario, ya que la sobreactivación del sistema parasimpático puede ralentizar tu capacidad de afrontar potenciales estresores y crear riesgos para tu supervivencia.

Éste es un problema muy común hoy en día, dado que vivimos bajo importantes niveles de estrés y llevamos una vida muy agitada que nos causa una gran tensión. Nuestro cuerpo aún no ha desarrollado la capacidad de distinguir entre distintos tipos de estresores, por lo que los estresores mentales y emocionales provocan la misma respuesta que la presencia de un león, un tigre o un oso: algo que amenaza nuestra supervivencia. Esto significa que reaccionamos de manera idéntica ante un peligro físico inminente que ante nuestra profesora de instituto cuando nos informa, sin previo aviso, que nos va a poner un breve examen, o cuando tu jefa te dice con tono áspero que quiere verte en su despacho «enseguida».

Nuestro cuerpo, cuando está bajo constantes niveles de estrés, produce elevados niveles de inflamación y no tiene la oportunidad de recuperarse y descansar, como es necesario para mantener una función óptima. Por eso nos derrumbamos con más facilidad y frecuencia que antes. La tasa de enfermedades autoinmunes que desarrollamos, como artritis reumatoide, tiroiditis de Hashimoto y esclerosis múltiple, es tan elevada que el sistema médico no puede afrontarla. Estamos desarrollando todo tipo de cánceres y trastornos coronarios, el índice de personas diagnosticadas con obesidad y diabetes es alarmante y, colectivamente, nuestra digestión nunca ha sido peor. Si damos a nuestro cuerpo la oportunidad de recuperarse, puede combatir estos trastornos y realizar las tareas que nuestras células están destinadas a realizar, permitiéndonos superar un gran número de estos trastornos. El problema es que muchos no concedemos a nuestro cuerpo esta oportunidad.

Nos estresamos comiendo productos altamente procesados (que nos brinda una industria alimentaria que prioriza los rendimientos y los beneficios en detrimento del valor nutricional), mientras pasamos más tiempo en espacios interiores, lejos de la naturaleza, preocupándonos por nuestros seres queridos mientras olvidamos cuidar de nosotros mismos. Entretanto, esperamos que nuestros profesionales de los cuidados de la salud estén a la altura del alocado ritmo de cambio en nuestras vidas.

Existe una solución para estos problemas: asumir la responsabilidad de tu salud.

En lugar de depender de que tus médicos se ocupen de tu salud, recupera el control y utilízalos como una herramienta para confirmar tus propias teorías. Documéntate, aprende a manejar tus estresores y trata de averiguar qué te condujo a un estado estresado. Los médicos de atención primaria son un recurso muy útil, pero cuando cedes la responsabilidad a un sistema que está falto de recursos y se ocupa de centenares y miles de pacientes, el fracaso está asegurado.

En este libro te empoderaré para que recuperes el control de tu salud. Te ayudaré a averiguar las causas principales de muchos problemas de salud que tu médico quizá no se haya percatado que son las verdaderas razones de tu mala salud. Es probable que tu médico ni siquiera sepa que existen pruebas funcionales de laboratorio que pueden ayudarte a descubrir estos puntos ciegos. Te proporcionaré herramientas diarias, semanales y mensuales que puedes utilizar para mejorar la función de tu nervio vago y tu sistema nervioso parasimpático para que puedas recuperarte con más facilidad de los factores estresantes cotidianos.

Cómo está organizado este libro

Este libro está organizado en tres partes.

La primera parte se centra en la ciencia, concretamente en la anatomía, la neuroanatomía, la bioquímica y las funciones específicas del nervio vago y los sistemas que controla. Si eres una persona que prefiere pasar de inmediato a la acción, puedes saltarte esta sección. Pero si quieres adquirir unos conocimientos más profundos sobre los pormenores de este nervio y sus acciones, conviene que la leas.

La segunda parte se centra en la disfunción del nervio vago: sus signos, síntomas y causas principales, así como la forma de medir la función de este nervio con herramientas que puedes utilizar cada día. Éste es un capítulo importante para las personas que padecen diversos problemas de salud y desean ahondar en el tema y averiguar las causas de sus trastornos.

La tercera parte se centra en implementar y optimizar el funcionamiento del nervio vago. Describiré estrategias y protocolos que los expertos, los colegas y mis pacientes emplean para mejorar el funcionamiento de este nervio para curar de raíz las dolencias.

Si estás dispuesto a asumir tu responsabilidad y hacerte cargo de tu salud, prepárate y ¡vamos allá!

PRIMERA PARTE

LA CIENCIA

1

¿QUÉ ES EL NERVIO VAGO?

Si el cerebro humano fuera tan simple que
pudiésemos comprenderlo, nosotros seríamos tan
simples que no podríamos.

EMERSON W. PUGH

Los anatomistas estaban perplejos. ¿Cómo era posible que un nervio que arranca en el tronco encefálico fuera tan largo y conectara con tantos órganos distintos? ¿Qué efectos podría tener este nervio? Dado el gran número de funciones potenciales, ¿qué ocurriría si este nervio sufriese algún daño o quedara cercenado?

¿Qué hace el nervio vago?

El nervio vago (NV) se origina en el tronco encefálico, el tronco del cerebro que detecta, procesa y regula la gran mayoría de funciones automáticas del cuerpo. En términos generales, no tenemos que pensar de forma consciente en estas funciones para que se lleven a cabo. Estas funciones son autónomas y están reguladas por nuestro sistema nervioso autónomo.

¿Por qué se llama el nervio vago?

El término *vagus* deriva de un vocablo en latín que significa «errante, divagar, andar de un lado a otro» y, en menor medida, «incierto o vago». Dada la extensa e imprecisa naturaleza del nervio tras un examen inicial, los anatomistas y los investigadores buscaron una palabra descriptiva que significara exactamente esto. Cuando se decidieron por el término «vago», pusieron a este nervio el calificativo de «vagabundo».

Algunas de las funciones que regula el sistema nervioso autónomo son las siguientes:

- Los latidos del corazón
- Pestañeo
- Frecuencia y profundidad respiratoria
- Contracción y dilatación de los vasos sanguíneos
- Desintoxicación del hígado y los riñones
- Digestión en el tracto digestivo
- Abrir y cerrar las glándulas sudoríparas
- Producir saliva y lágrimas

- Dilatación y contracción de las pupilas de los ojos
- Excitación sexual
- Orinar

Dentro del tronco encefálico hay varios grupos de cuerpos de células neuronales llamados núcleos. Aquí, las neuronas asimilan la información de otras células repartidas por todo el cuerpo. Estos núcleos tienen diferentes funciones y ostentan nombres derivados del latín. Los núcleos se asemejan a un *router* en una conexión de Internet doméstica. Parte de la información penetra en el *router* a través de la conexión de tus cables o línea telefónica, la información es procesada en el *router* y éste envía otra información a tu ordenador, tu televisor y demás aparatos electrónicos conectados a tu red.

Existen dos tipos principales de neuronas que envían información en una de dos direcciones. Las primeras son neuronas aferentes, que reciben información sobre lo que sucede dentro y en torno a tu cuerpo. Las neuronas aferentes reciben información del cuerpo hacia el cerebro, llamada información aferente. Las segundas se denominan neuronas eferentes, las cuales envían información con efectos reguladores o motores (llamada información eferente) a varios órganos y estructuras en el cuerpo, de modo que la información eferente es transmitida desde el cerebro hacia el cuerpo.

El nervio vago está conectado a cuatro núcleos dentro del tronco encefálico. Un 80% de la información transmitida mediante el NV es información aferente, lo que significa que la dirección en que suele fluir la información en el NV es desde los órganos del cuerpo hacia el cerebro. El 20% restante de las neuronas en el NV transmiten información eferente, desde el cerebro hacia el cuerpo, haciendo que se lleven a cabo determinadas funciones en cada célula y cada órgano. Es interesante comprobar que a la mayoría de estudiantes de medicina les choca que solo un 20% de la función del NV sea eferente, dado que tiene tantos efectos eferentes sobre los órganos: imagina la cantidad de información que este nervio transmite al cerebro, más que cuatro veces toda la información que transmite desde él.

Al igual que los cables del ordenador que tienes en casa, los grupos de neuronas dentro de tus nervios envían información a través de los mismos mediante señales eléctricas, las cuales, al alcanzar el extremo del nervio, hacen que se libere una señal química llamada neurotransmisor. Estos neurotransmisores se ligan a receptores en las células que reciben las señales, lo que produce un efecto en las células situadas en el extremo de la conexión. El principal neurotransmisor utilizado por el NV es acetilcolina (ACh), que tiene un potente efecto antiinflamatorio en el cuerpo.

Controlar el sistema inflamatorio es una de las funciones más importantes del NV; constituye el principal sistema de control inflamatorio del cuerpo y tiene unos efectos de gran alcance sobre tu estado de salud personal y tus enfermedades. Muchos de los trastornos de salud que sufren mis pacientes obedecen a elevados niveles de inflamación en ciertos órganos y sistemas, desde el tracto digestivo hasta el hígado e incluso el cerebro.

La inflamación es una importante respuesta dentro del cuerpo para mantenernos a salvo de invasores bacterianos y virales, traumas físicos y otras cosas que no deberían estar presentes en el cuerpo. Cuando los niveles de inflamación no se controlan y se hacen crónicos, los efectos pueden ser graves y provocar numerosos problemas de salud. Entre los trastornos más comunes relacionados con altos niveles de inflamación cabe señalar:

- Enfermedad de Alzheimer
- Artritis
- Asma
- Cáncer
- Enfermedad de Crohn
- Diabetes
- Enfermedad coronaria y cardiovascular
- Hipertensión
- Colesterol alto
- Síndrome de taquicardia postural ortostática (POTS)
- Colitis ulcerativa
- Y cualquier trastorno que termine en el sufijo «itis»

La mayoría de órganos afectados en estas enfermedades están inervados (o conectados) por el NV. Por tanto, no solo es posible, sino más que probable que el NV no funcione a nivel óptimo y no tenga un efecto antiinflamatorio sobre estos órganos, provocando una inflamación crónica y ciertas enfermedades.

Es importante recordar que estos trastornos no se producen de forma aislada, y si uno de ellos está presente, es probable que exista otro. Las mismas señales son enviadas a través del nervio vago hacia y desde prácticamente cada órgano interno, de modo que, si los niveles de inflamación en un órgano no están controlados, es posible que suceda lo mismo en otras áreas.

2

¿DÓNDE ESTÁ LOCALIZADO EL NERVIO VAGO?

El nervio vago es el nervio más largo del cuerpo. Sin entrar en demasiados detalles técnicos, quiero explicar dónde comienza el nervio y cómo discurre y alcanza los órganos que inerva y cómo envía información de un lado a otro. Sigamos su curso a través del cuerpo.

Conexiones del tronco encefálico

Las neuronas que forman el nervio vago comienzan en el tronco encefálico, a partir de cuatro núcleos distintos. Estos núcleos consisten en el núcleo motor dorsal, el núcleo solitario, el núcleo trigémino espinal y el núcleo ambiguo. Cada uno de estos núcleos controla las fibras específicas componentes del nervio.

Las neuronas sensoriales transmiten señales de la piel que el nervio vago inerva al núcleo trigémino espinal. Esto incluye una sección específica de piel del oído, que es importante a la hora de activar el nervio vago utilizando un tratamiento de acupuntura que comentaremos en capítulos posteriores. Las señales de los órganos internos del cuerpo son transmitidas al núcleo solitario a través del nervio vago y trasladadas al cerebro para procesarlas. Estas señales incluyen las del estómago, el tracto intestinal, los pulmones, el corazón, el hígado, la vesícula biliar, el páncreas y el bazo. También podemos enviar señales directas a estos órganos a través del nervio vago utilizando fibras del parasimpático que se originan en el núcleo motor dorsal. Estas señales ayudan a calmar y regular la función del corazón y los pulmones y aumentan la acción del intestino y el tracto intestinal, el hígado, el páncreas, la vesícula biliar y el bazo.

El último núcleo que aporta fibras al NV es el núcleo ambiguo. Este núcleo tiene neuronas que cumplen una función motora, que trabajan concretamente para controlar la mayoría de músculos presentes en la garganta y las vías respiratorias superiores. Estos músculos son responsables de mantener las vías respiratorias abiertas y de producir sonidos mediante las cuerdas vocales, creando así tu voz.

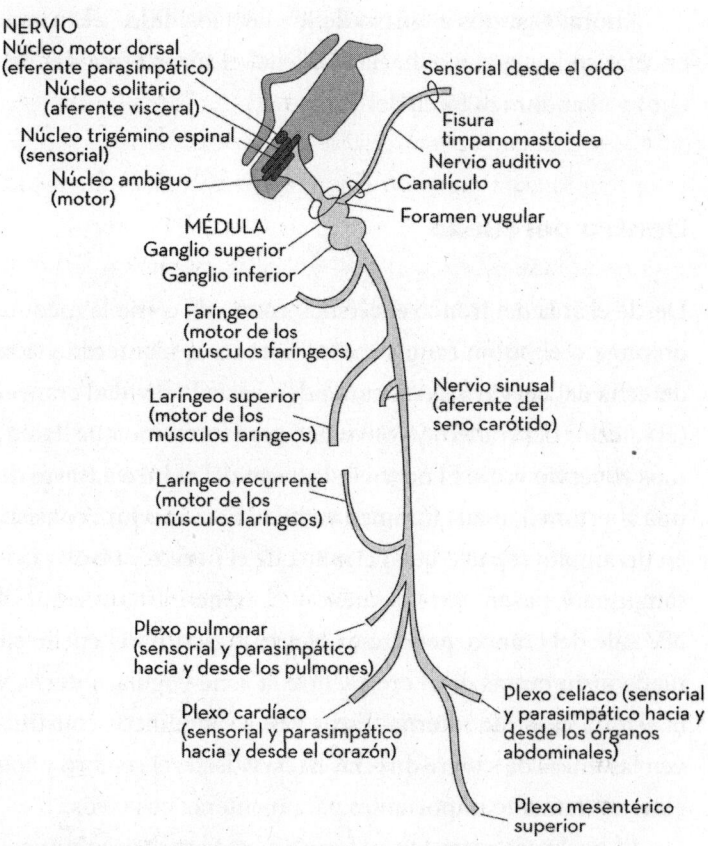

NERVIO
Núcleo motor dorsal
(eferente parasimpático)
Núcleo solitario
(aferente visceral)
Núcleo trigémino espinal
(sensorial)
Núcleo ambiguo
(motor)

Sensorial desde el oído

Fisura
timpanomastoidea
Nervio auditivo
Canalículo
Foramen yugular

MÉDULA
Ganglio superior
Ganglio inferior

Faríngeo
(motor de los
músculos faríngeos)

Nervio sinusal
(aferente del
seno carótido)

Laríngeo superior
(motor de los
músculos laríngeos)

Laríngeo recurrente
(motor de los
músculos laríngeos)

Plexo pulmonar
(sensorial y parasimpático
hacia y desde los pulmones)

Plexo cardíaco
(sensorial y parasimpático
hacia y desde el corazón)

Plexo celíaco (sensorial
y parasimpático hacia y
desde los órganos
abdominales)

Plexo mesentérico
superior

El nervio vago derecho y el izquierdo son los únicos nervios del cuerpo que tienen cuatro funciones diferentes y cuatro núcleos que aportan específicamente el componente de fibras. La mayoría de los otros nervios del cuerpo transmiten simple información sensorial de la piel y señales motoras para el movimiento de los músculos. Esta distinción debería hacerte comprender lo importante que es el nervio vago y la magnitud de su función.

Ahora, sigamos el curso de los nervios desde el tronco encefálico hacia abajo, hacia el cuello, el tórax (área del pecho) y el abdomen (área del abdomen).

Dentro del cuello

Desde el área del tronco encefálico conocida como la médula oblonga o el bulbo raquídeo, las fibras a la izquierda y a la derecha del nervio vago se extienden hacia la cavidad craneal (el interior del cráneo) y convergen para formar lo que llamamos el nervio vago. El nervio sale luego del cráneo a través de una abertura llamada foramen yugular. Esta abertura consiste en un amplio espacio que permite que el nervio y otros vasos sanguíneos pasen entre el cuello y el cráneo. Una vez que el NV sale del cráneo, penetra en el área superior del cuello situada justo detrás de la oreja, entre la vena yugular interna y la arteria carótida interna. Estos vasos sanguíneos constituyen las líneas de sangre directas hacia y desde el cerebro y son extremadamente importantes para mantenernos vivos.

El hecho de estar tan próximo a estos vasos sanguíneos específicos nos indica lo importante que es el nervio vago, puesto que cualquier daño físico a estas tres estructuras puede provocar daños irreparables. En el caso de los vasos sanguíneos, los daños pueden conducir directamente a la muerte, mientras que el daño al nervio conduce a una falta total de función en muchos órganos del cuerpo.

Inmediatamente después de que el nervio vago pasa a través del foramen yugular observamos un engrosamiento del nervio llamado ganglio superior (o ganglio yugular). Un ganglio es un engrosamiento de un nervio formado por una serie de cuerpos celulares de neuronas sensoriales situados muy cerca unos de otros. Los cuerpos celulares de los nervios sensoriales se congregan en este ganglio y posteriormente vuelven a formarse en la sección más delgada del nervio, donde se origina la primera rama del nervio vago.

La primera rama del NV es la rama auricular. La rama auricular pasa hacia atrás y penetra en el cráneo a través de una abertura llamada canalículo mastoideo, y entra en el oído a través de otra abertura en el cráneo llamada fisura timpanomastoidea. El nervio se extiende hacia la piel de cada oído. Esta rama siente tacto, temperatura y humedad en la piel del oído; específicamente, el canal externo, el trago y la aurícula. Es la diana principal en el tratamiento de activación de la disfunción del NV utilizando la acupuntura auricular (puntos de acupuntura en la oreja), que comentaremos en capítulos posteriores.

Cuando el nervio comienza a discurrir hacia abajo (o inferiormente, para utilizar el lenguaje anatómico), desde el ganglio superior, el NV se engrosa de nuevo para formar el ganglio inferior, conocido también como ganglio nodoso. Este ganglio alberga los cuerpos celulares de las neuronas involucradas en transmitir información desde los órganos internos. El nervio vuelve luego a adelgazarse y penetra de inmediato en un conducto creado por un engrosamiento de tejido conjuntivo denominado vaina carotídea. Junto con la arteria carótida interna y la vena yugular interna, el nervio dispone de una protección adicional de tejidos blandos mientras desciende a través del cuello.

Dentro de la vaina carotídea, el nervio vago extiende su siguiente rama: la rama faríngea. La rama faríngea tiene neuronas del nervio vago, pero transporta también neuronas contribuyentes de los nervios craneales noveno y undécimo (nervio glosofaríngeo y nervio accesorio). Cuando estas neuronas convergen, pasan hacia la línea media del cuerpo hasta alcanzar la parte superior de la garganta, llamada faringe. En la faringe, el nervio vago emite señales motoras a múltiples músculos involucrados en el reflejo de tragar, controlar la apertura y el cierre de las vías respiratorias superiores y mantener el reflejo nauseoso o faríngeo.

A medida que el nervio vago desciende por los lados del cuello dentro de la vaina carotídea, extiende su tercera rama, conocida como nervio laríngeo superior. Este nervio se ramifica del NV poco después que la rama faríngea, y envía señales motoras a los músculos de la laringe sobre las cuerdas vocales, específicamente los músculos que controlan el tono de tu voz.

Conforme el NV discurre hacia abajo a través de la vaina carotídea, extiende las ramas cardíacas cervicales, que son dos de las tres ramas que inervan el corazón. La tercera rama, la rama cardíaca torácica, se origina poco después de abandonar la vaina carotídea en la zona del pecho (tórax). Estas ramas se entremezclan con los nervios del sistema nervioso simpático y forman el plexo cardíaco (un plexo es una colección de fibras nerviosas de distintas ramas y nervios de origen distinto que discurren hacia una ubicación específica). Tenemos dos plexos cardíacos: uno delante de la aorta, llamado plexo cardíaco superficial, y uno detrás del arco aórtico, llamado plexo cardíaco profundo. (La aorta es el vaso sanguíneo principal, que transporta la sangre del corazón al resto del cuerpo.)

Algunas fibras de los plexos cardíacos se extienden hacia el nódulo sinoatrial (SA) del corazón, mientras que otros se extienden hacia el nódulo auriculoventricular (AV). En el próximo capítulo hablaremos de la función de estos nervios en relación con el corazón. De momento, lo más importante que debes tener presente es que estas fibras controlan la frecuencia de la actividad eléctrica que bombea tu corazón.

Dentro del tórax

Después de que el nervio abandona la parte inferior de la vaina, discurre hacia abajo y penetra en el tórax, detrás de la primera y la segunda costilla, y delante de los grandes vasos sanguíneos que se extienden desde el corazón.

El nervio vago izquierdo pasa frente a (anterior a) el arco aórtico y luego extiende su cuarta rama: el nervio laríngeo recurrente. En el lado opuesto del cuerpo, el nervio vago derecho sigue una vía similar; sin embargo, pasa frente a la arteria subclavia derecha y luego extiende su cuarta rama, el lado derecho del nervio laríngeo recurrente.

Ambos nervios laríngeos recurrentes siguen una vía similar, pero en lados opuestos del cuerpo. Éstas son las únicas ramas del nervio que giran y discurren en sentido ascendente de nuevo hacia el cuello. Transportan señales motoras del tronco encefálico a cada uno de los músculos laríngeos debajo de las cuerdas vocales, que son importantes para la producción de sonidos vocales, basada en la tensión y la relajación de las cuerdas vocales. Más adelante abundaremos en cómo podemos utilizar estas ramas específicas para contribuir a mejorar el nervio vago si no funciona de modo óptimo.

Cuando los nervios alcanzan el nivel de la aorta, cada uno de los nervios vagos extiende unas ramas hacia el siguiente par de órganos: los pulmones. El nervio vago izquierdo envía una rama pulmonar al plexo pulmonar anterior y el nervio vago derecho envía una rama pulmonar al plexo pulmonar posterior. Estas ramas nerviosas se mezclan con las neuronas del sistema nervioso simpático, se reorganizan y se desplazan hacia cada lado para inervar los pulmones. Estas ramas se extienden hacia los bronquios y las ramas mayores de los pulmones para abrirlos y cerrarlos según la necesidad del cuerpo dependiendo de cada situación.

El tórax contiene un órgano inervado por el nervio vago que a menudo es pasado por alto e incluso olvidado: el timo. El timo es un órgano extremadamente importante del sistema inmunitario. Está ubicado en el mediastino del pecho, delante del corazón pero detrás del esternón. Una rama del vago discurre hacia este nervio y envía señales hacia y desde el timo. El timo se forma temprano en nuestro desarrollo y constituye la principal fuente de instrucción y crecimiento de nuestros glóbulos blancos. El motivo de que nos olvidemos tan fácilmente de este órgano es que con el tiempo se encoge y es sustituido por tejido graso. Este proceso se inicia en la pubertad y puede prolongarse muchos años hasta el comienzo de la edad adulta. Yo considero el timo una escuela para nuevas células inmunes, y a medida que la escuela envejece y se deteriora, la instrucción que obtienen los glóbulos blancos disminuye en calidad. En capítulos posteriores abundaremos en el papel del timo.

Dentro del abdomen

La sección final que inerva el nervio vago son los órganos del abdomen. Estos órganos son importantes para la digestión, controlan el sistema inmunitario y aseguran que la sangre que llega al resto de nuestras células no contenga toxinas que puedan afectar negativamente la salud celular.

La primera rama abdominal del nervio vago se extiende hacia el estómago. Cuando nuestro cuerpo está en estado de reposo-y-digestión, las fibras del nervio vago estimulan los músculos del estómago para que funcionen. Envían señales a las células parietales para que produzcan y segreguen ácido hidroclórico (HCI), las principales células que producen y segregan las enzimas digestivas pepsina y gastrina, y a las células del músculo liso del estómago para que agite e impulse físicamente los alimentos en nuestro estómago hacia la próxima sección del tubo digestivo: el intestino delgado.

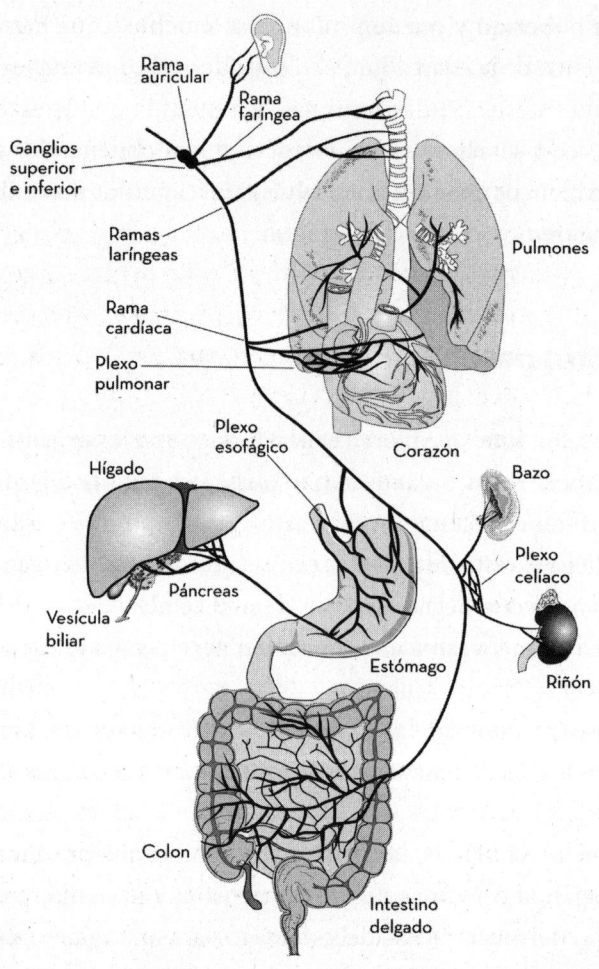

Si el nervio vago está dañado y no envía estas importantes señales a las células del estómago, causa problemas como la hipoclorhidria, o baja producción de ácido gástrico, que constituye una de las causas principales de numerosos trastornos. Se requiere un pH lo suficientemente bajo (alta acidez) para activar las enzimas digestivas y descomponer los alimentos. El rango óptimo de pH estomacal debe estar en torno a 3,0 en el estómago, mientras que nada sobre 5,0 será lo bastante potente para activar la pepsina y la gastrina. Una baja producción de ácido gástrico hace que la degradación de los alimentos sea deficiente. Un elevado pH en el estómago puede crear también bacterias, virus y parásitos indeseados que penetran en los intestinos y hacen estragos en el tracto digestivo.

La segunda rama abdominal del vago discurre hacia el hígado. Curiosamente, estas ramas están estrechamente ligadas a la sensación de hambre y deseo de cierto tipo de nutrientes. Los alimentos que comemos entran inicialmente en el estómago para ser digeridos. Posteriormente entran en el intestino delgado, donde la mayoría de nuestros macronutrientes (grasas, carbohidratos y aminoácidos de las proteínas) son absorbidos en el torrente sanguíneo. Estos nutrientes penetran luego en el hígado a través de la vena porta para ser filtrados y procesados y enviar señales al cerebro.

Desde el hígado, el vago transmite información al cerebro sobre el nivel de azúcar en sangre, la ingesta de grasas y la función general del hígado. El nervio vago también puede transmitir información acerca de la cantidad de bilis necesaria para ayudar a la digestión de las grasas. El hígado cumple numerosas funciones que requieren la información transmitida por el nervio vago, incluidas, entre otras, producir bilis y sales biliares (el componente activo de la bilis), que luego son enviadas y almacenadas en la vesícula biliar; equilibrar los niveles de azúcar en sangre mediante la producción de glucosa; controlar el hambre y la saciedad mediante la medición de la ingesta de grasas; filtrar la sangre en la vena porta, que transporta todos los nutrientes y toxinas del intestino; y la fase 1 y la fase 2 de los procesos de desintoxicación de hormonas solubles en grasa, neurotransmisores y toxinas del cuerpo. El hígado es muy importante para nuestro bienestar general, y la inervación del vago está estrechamente asociada al mantenimiento de este equilibrio.

La vesícula biliar está íntimamente conectada con el hígado. A menudo pasada por alto por el sistema médico, la vesícula biliar es importante para una función óptima de nuestro cuerpo. Cuando el hígado crea bilis y sales biliares, éstas son enviadas a la vesícula biliar para ser almacenadas con vistas a la próxima comida. Cuando ocurre la próxima comida, la vesícula biliar bombea bilis en el duodeno (la primera parte del intestino delgado) para ayudar a incorporar grasas al torrente sanguíneo. En el bombeo de la vesícula biliar interviene el nervio vago. Desde el hígado, el vago se ramifica para enviar señales a la vesícula biliar, activando las células del músculo liso en sus paredes para bombear bilis en el tracto digestivo. Esto ocurre en respuesta a una comida que las papilas gustativas (receptores sensoriales en la lengua) determinan que contiene grasa, que debe ser digerida cuando alcanza el intestino delgado.

La siguiente rama del vago se dirige hacia el páncreas. Tu páncreas es una de las glándulas más importantes del cuerpo, con un componente exocrino y endocrino. El páncreas endocrino produce y secreta insulina y glucagón directamente en el torrente sanguíneo para equilibrar los niveles de glucosa en sangre (azúcar en sangre). El páncreas exocrino produce y secreta enzimas digestivas a través de un conducto directamente en el intestino delgado. Las tres enzimas digestivas más importantes producidas por el páncreas son la proteasa, que descompone las proteínas en sus aminoácidos; la lipasa, que descompone las grasas de sus componentes triglicéridos en ácidos grasos libres y colesterol; y la amilasa, que descompone los carbohidratos en azúcares simples.

La inervación del vago envía señales desde el páncreas al tronco encefálico, transmitiendo información sobre el estatus de las células exocrinas y endocrinas. También transmite información desde el tronco encefálico al órgano sobre la ingesta de alimentos y qué enzimas se requieren para la producción y secreción en el torrente sanguíneo y el tracto digestivo. La inervación del vago es esencial para transmitir información porque la falta de transmisión de información altera la secreción de enzimas digestivas, reduciendo la eficacia del proceso digestivo.

Cuando el nervio vago discurre más allá del estómago, forma el plexo celíaco, consistente en una red formada entre los nervios lumbares simpáticos y las fibras parasimpáticas del vago. Esta red envía ramas a los restantes órganos en el abdomen.

El primer órgano inervado después del plexo celíaco es el bazo. El bazo está ubicado en el lado izquierdo de tu cuerpo, debajo del pulmón izquierdo, frente al hígado. Su función consiste en monitorizar el torrente sanguíneo y activar o desactivar las células del sistema inmunitario dependiendo de lo que detecta. Durante los primeros años de nuestra vida, tanto el bazo como el timo controlan la función de las células inmunes, pero más tarde, cuando el timo desaparece, el sistema es controlado solo por el bazo.

El bazo recibe mensajes de las ramas del sistema simpático para activar las vías inflamatorias, que se activan en respuesta a un traumatismo o un daño físico y bioquímico. Las ramas del parasimpático envían señales para detener los procesos de inflamación. El nervio vago modula un sistema llamado vía colinérgica antiinflamatoria, que tiene importantes efectos en el bazo. En secciones posteriores comentaremos estos efectos específicos relacionados con la inflamación.

La siguiente rama del vago después del plexo celíaco se extiende hacia el intestino delgado. Una vez que los alimentos han sido degradados por la agitación química y física en el estómago, penetran en el intestino delgado. Aquí son sometidos a otro procesado digestivo por las enzimas digestivas pancreáticas y la bilis. La función del intestino delgado consiste en degradar y absorber la mayoría de nuestros macronutrientes. Éstos incluyen grasas, carbohidratos y proteínas (las cuales deben ser degradadas en sus componentes aminoácidos). El torrente sanguíneo recibe los macronutrientes que han sido aceptados por las células del revestimiento del intestino delgado.

El bocado de comida que tomamos (que en esta fase del proceso digestivo se denomina quimo) debe ser impulsado a lo largo del serpenteante curso del intestino delgado. Para que esto suceda, el nervio vago activa las células del músculo liso del tubo digestivo transmitiendo información a la extensa red de nervios que revisten el intestino, denominado el sistema nervioso entérico.

El intestino delgado es muy largo, mide aproximadamente 6,7 metros de longitud y es mucho más largo que la siguiente porción del tracto digestivo: el intestino grueso.

Mantenemos una relación muy importante con las otras células que habitan dentro de nuestro tracto digestivo. Me refiero a la relación simbiótica entre nuestras células humanas y las bacterias que habitan en nuestro intestino: nuestro microbioma. La gran mayoría de nuestros aliados bacterianos habitan en nuestro intestino grueso, el área más gruesa y corta del tracto digestivo. Aunque estas bacterias producen un gran número de importantes vitaminas, minerales y precursores bioquímicos para nosotros, también pueden producir numerosas toxinas y gas. Es preciso que nuestro sistema sea capaz de mantener estas bacterias controladas y transmita señales a nuestro cerebro acerca del estatus del tracto digestivo y la función del microbioma. Así, aunque el nervio vago activa las células del músculo liso para que impulsen los alimentos por el resto del tubo digestivo, constituye también la principal ruta de transmisión para que el microbioma hable con el cerebro. El nervio vago inerva aproximadamente la primera mitad del intestino grueso: las partes ascendentes y transversales.

El último órgano inervado por el nervio vago consiste en realidad en dos órganos, uno ubicado en cada lado del cuerpo: los riñones. Estos órganos cumplen diversas funciones que son cruciales para nuestra salud. Los riñones eliminan líquido del cuerpo en forma de orina, una combinación de ácido úrico y agua, que luego es enviada a la vejiga. Uno de los principales factores determinantes de este control es la presión arterial, que comentaremos con más detalle en el próximo capítulo. El nervio vago es un importante controlador de la función de los riñones, por lo que desempeña un destacado papel en el control de la presión arterial.

Al final de su recorrido, el nervio vago no termina simplemente, sino que forma un último plexo con los nervios parasimpáticos que discurren desde el extremo inferior de la médula espinal. Estas fibras parasimpáticas inervan la segunda mitad del intestino grueso, denominado colon descendente y sigmoide, así como la vejiga y los órganos sexuales.

3

LAS FUNCIONES
DEL NERVIO VAGO

Un NV que funciona de modo óptimo es imprescindible para optimizar la salud y frenar el desarrollo de enfermedades. Existen numerosas razones para ello, y en este capítulo repasaremos algunas de ellas.

Un cuerpo que funciona a nivel óptimo es como una orquesta sinfónica. En una sinfonía, cada uno de los diversos instrumentos desempeña un determinado papel, y solo puede alcanzarse una armonía óptima si cada instrumento cumple con su misión. El director de orquesta debe asegurarse de que ningún instrumento esté desafinado o no siga el tempo, puesto que un solo error puede arruinar la interpretación. Un director que no cumple con su misión conduce también a una actuación disfuncional.

El nervio vago es el director de la orquesta sinfónica del cuerpo humano. Regula la función de numerosos órganos y células en nuestro cuerpo, pero solo puede hacerlo si funciona de modo óptimo. Debe ser capaz de detectar y transmitir la información adecuada a los numerosos órganos y células del cuerpo. La transmisión disfuncional de información conduce a una falta de armonía en el cuerpo, y a la larga a un estado de disfunción y enfermedades.

Analicemos todas las diversas funciones que lleva a cabo el director de orquesta del cuerpo humano: el nervio vago.

Sentir la piel del oído

Como hemos comentado en el capítulo anterior, la primera rama del nervio vago es la rama auricular, que está específicamente involucrada en sentir la piel de la aurícula, el trago y el canal auditivo externo del oído.

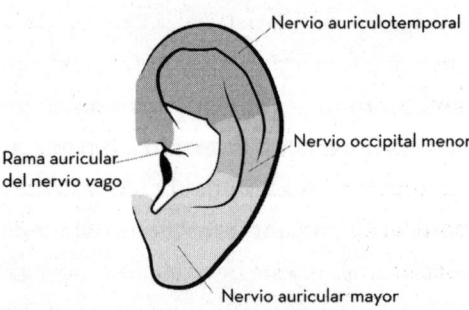

La función de esta rama consiste puramente en la sensación, permitiéndonos sentir presión, tacto, temperatura y humedad en la sección central de cada oído. Clínicamente, esto es relevante y muy importante, ya que ésta es una de las principales áreas mediante la cual el NV puede ser estimulado utilizando técnicas como la acupuntura.

Permitir que tragues comida

Cuando comemos, no se nos ocurre pensar en el proceso de tragar cada bocado y detener el reflejo de respirar para no atragantarnos. Esta importante tarea es controlada por el nervio vago.

La segunda rama del NV (la rama faríngea) controla la activación de cinco músculos de la faringe: los tres músculos constrictores situados en la parte posterior de la garganta y otros dos músculos que conectan la garganta y el paladar blando (el tejido blando en la parte posterior del paladar). Estos músculos están involucrados en la fase faríngea de tragar, que consiste en hacer que la comida masticada descienda hacia la laringe y el esófago impidiendo que entre en la tráquea, manteniendo la vía respiratoria despejada. Esta rama del NV controla también el componente motor activo del reflejo nauseoso.

Clínicamente esto es importante, ya que una mala función del nervio vago provoca tos y un cambio en la función del reflejo nauseoso. Podemos utilizar este reflejo para contribuir a tonificar el NV con ejercicios activos y activando el reflejo nauseoso.

Controlar tus vías respiratorias y tus cuerdas vocales

Cada vez que respiras, ¿eres consciente del esfuerzo necesario para mantener tus vías respiratorias superiores abiertas?

Los músculos que participan en este proceso también participan en la producción de tu voz. Si alguna vez te has preguntado qué nervio posibilita que te comuniques verbalmente con quienes te rodean, la respuesta es sencilla: ¡es el nervio vago!

La tercera y la cuarta rama del NV son los nervios laríngeos superior y recurrente. La rama laríngea superior es responsable de los músculos situados sobre las cuerdas vocales, mientras que la rama laríngea recurrente es responsable de los músculos situados debajo de las cuerdas.

La rama laríngea superior transmite información motora a algunos músculos de la laringe y controla el tono vocal. Una mala función de la rama laríngea superior ocasiona un cambio en el tono de voz. Una voz crónicamente ronca o una voz monótona que se cansa con facilidad es síntoma de un bajo tono vagal (capacidad de transmisión de información) en esta rama del nervio. La irritación de este nervio puede causar también una tos severa y riesgo de aspiración (comida o bebida que penetra en la tráquea debido a la deficiente función de las cuerdas vocales).

La rama laríngea recurrente transmite información motora a los músculos debajo de las cuerdas vocales, permitiendo que se formen sonidos abriendo, cerrando y tensando las estructuras de las cuerdas vocales. También posee un componente sensorial que transmite información del esófago, la tráquea y las membranas mucosas internas de estas estructuras. La disfunción de estos nervios conduce a ronquera, pérdida de voz y problemas respiratorios durante una actividad física.

Estos músculos laríngeos controlan la apertura, el cierre y la función de las vías respiratorias. Por tanto, cualquier dificultad para respirar o hablar puede atribuirse a una deficiente función y tono del nervio vago. La respiración y el tono muscular de las vías respiratorias son extremadamente importantes para la función vagal. Cualquier obstrucción crónica que impida que las vías respiratorias estén despejadas y funcionen correctamente afecta la función y la transmisión de información de estos músculos, afectando negativamente la función de tu nervio vago.

Controlar la respiración

¿Y la respiración? Bien, el vago desempeña también un papel en controlar esta importante función. La rama pulmonar del NV discurre hasta el plexo pulmonar, conecta con el sistema nervioso simpático e inerva la tráquea y los bronquios de ambos pulmones. El componente vago es un nervio sensorial que transmite información al cerebro sobre los niveles de expansión de los pulmones, así como los niveles de oxígeno y dióxido de carbono.

En los pulmones, la activación del nervio vago ralentiza la frecuencia respiratoria y hace que la respiración sea más profunda. Durante la fase de reposo-y-digestión, la respiración tiende a ser más profunda y proviene del diafragma en lugar de los músculos accesorios para respirar, y la frecuencia respiratoria tiende a ser más baja. Cuando una persona pasa del estado de lucha-o-huida a la fase de reposo-y-digestión, una respiración lenta y profunda activa el nervio vago y estimula el reflejo de relajación.

Es necesario que el tono del nervio vago sea óptimo para abrir las vías respiratorias en la faringe, la laringe y la tráquea. Los músculos de la faringe y la laringe están inervados por los componentes motores del NV. Una actividad deficiente de estas neuronas puede provocar la obstrucción de las vías respiratorias, como ocurre en la enfermedad pulmonar obstructiva crónica (EPOC) y la apnea obstructiva del sueño. Ambos trastornos son signo de un bajo tono vagal y de que es necesario activar el nervio. Incluso me atrevo a decir que la obstrucción de estas vías respiratorias puede ser la causa principal de la disfunción del nervio vago, en la que abundaremos con más detalle en capítulos posteriores.

Controlar la frecuencia cardíaca

Tu corazón late para transportar sangre que contiene nutrientes y oxígeno a cada una de tus células, y transportar toxinas a los órganos capaces de eliminarlas. El NV desempeña un destacado papel al hacer que la frecuencia cardíaca se mantenga dentro de unos niveles aceptables cuando el cuerpo no está estresado. Sin el NV, nuestro corazón no funcionaría cerca de su frecuencia óptima.

El nervio vago está conectado con el nódulo sinoatrial, que envía señales eléctricas a las dos aurículas (las cavidades delgadas en la parte superior del corazón). También está directamente conectado con el nódulo auriculoventricular, que controla la frecuencia de bombeo y presión de contracción de los ventrículos (las dos cavidades inferiores, más gruesas, del corazón).

Durante los momentos de lucha-o-huida, el sistema nervioso simpático activa el corazón para aumentar la frecuencia de bombeo y la presión de las contracciones en los dos ventrículos. Cuando el estresor ha pasado, se impone la fase de reposo-y-digestión y el cuerpo pasa a la fase de activación vagal. En estos momentos, las fibras parasimpáticas del NV ralentizan la frecuencia cardíaca y reducen activamente la presión de las contracciones de bombeo. Estas fibras funcionan para reducir la actividad del corazón, permitiendo que repose y se recupere de los momentos de estrés y fuerte activación.

Mantener una presión arterial óptima

La presión arterial es un factor determinante de la cantidad de fluido presente en el torrente sanguíneo. Los riñones funcionan para filtrar y eliminar los fluidos y las toxinas del cuerpo, y son, por tanto, los principales controladores de la presión arterial en el cuerpo. El nervio vago transmite información hacia y desde los riñones para ayudarlos a controlar el flujo de agua y fluido dentro de los glomérulos renales, la unidad básica de filtrado de los riñones, controlando así la presión arterial general del cuerpo.

Cuando el cuerpo está sometido a estrés, los vasos sanguíneos (específicamente el cuerpo carotídeo) transmiten señales ascendentes hacia el tronco encefálico y descendentes hacia los riñones a través del vago y los nervios simpáticos. A continuación, los riñones contraen sus vasos sanguíneos y aumentan la presión arterial reduciendo la cantidad de agua que filtran y eliminan del torrente sanguíneo. Cuando el cuerpo está relajado, las señales transmitidas por el cuerpo carotídeo ordenan a los riñones que eliminen más agua y dilaten los vasos sanguíneos para disminuir la presión arterial.

Las hormonas están también íntimamente conectadas con este proceso, colaborando con el vago y los nervios simpáticos. Sin embargo, el control inmediato proviene de los nervios, mientras que el control lento y progresivo está determinado por las hormonas.

La hipertensión es un diagnóstico muy común y, con frecuencia, el médico prescribe una medicación para controlar estos niveles. La hipertensión puede ser signo de una sobreactivación de las hormonas del estrés de las glándulas suprarrenales, y la respuesta al estrés, que se produce a través de los nervios simpáticos. También es una señal muy común de disfunción del nervio vago y bajo tono vagal.

Controlar las numerosas funciones del hígado

El nervio vago transmite importante información hacia y desde el hígado, controlando casi 500 tareas. En esta sección comentaré solo algunas de las funciones más conocidas.

El hígado regula dónde fluye la sangre en el cuerpo. En momentos de estrés, cuando el cuerpo entra en estado de lucha-o-huida, el flujo sanguíneo es impulsado hacia los brazos y las piernas para incrementar la activación muscular y permitir que nos defendamos de un ataque o escapemos de él. El flujo sanguíneo en el hígado se reduce, dado que la digestión y el filtrado sanguíneo durante este estresante evento no son una prioridad para la supervivencia. Cuando el cuerpo está relajado y en fase de reposo-y-digestión, la activación del nervio vago aumenta y el flujo sanguíneo al hígado aumenta también. Durante estos momentos se prioriza la digestión, el filtrado de la sangre y otras funciones para optimizar el estado celular.

El nervio vago también controla las células hepáticas que son responsables de producir bilis y sales biliares, así como de transportar bilis a la vesícula biliar y el intestino delgado. Está demostrado que, cuando el nervio vago está activo, estas células, llamadas colangiocitos, son activas e incrementan el flujo de bilis hacia la vesícula biliar para su almacenamiento.

La bilis realiza múltiples funciones para el hígado y el cuerpo. El hígado desintoxica las toxinas solubles en grasa mediante un proceso de dos fases, creando residuos solubles en agua que deben ser eliminados. La bilis contiene estas toxinas que se han vuelto inocuas y están preparadas para ser eliminadas del cuerpo a través del tubo digestivo mediante nuestras heces. Las heces son una de las tres rutas a través de las que eliminamos los residuos. Los otros métodos de eliminación de residuos son la orina a través de los riñones o el sudor a través de la piel.

Las sales biliares, el eficaz componente de la bilis, desempeñan otro papel. Cuando se libera bilis en el intestino delgado, se liberan residuos y sales biliares. Las sales biliares tienen que escoltar a los triglicéridos (moléculas de grasa) desde el tracto digestivo, a través de los enterocitos (las células que revisten el intestino delgado), hasta que son absorbidos por el torrente sanguíneo. Si no son escoltadas por las sales biliares, las grasas no pueden ser absorbidas, lo cual es muy perjudicial, puesto que las grasas y el colesterol desempeñan numerosas funciones vitales en el cuerpo. Esto produce asimismo unas heces grasas. El papel del nervio vago en esta función consiste en activar los colangiocitos y abrir el flujo de bilis desde el hígado hasta la vesícula biliar, y desde la vesícula biliar hasta el intestino delgado, a fin de que las grasas sean absorbidas por los enterocitos.

Activar el vaciado de la vesícula biliar

Una vez que el hígado ha producido bilis y los colangiocitos han enviado esa bilis a la vesícula biliar, es almacenada y madura, como el buen vino, hasta que es necesario utilizarla. Cuando comemos, las papilas gustativas en la lengua y el resto de la boca envían señales al cerebro, informando a nuestro cuerpo de los macronutrientes que detectan como parte de cada bocado y la totalidad de la comida que hemos ingerido. Si el sistema nervioso central indica que hemos consumido grasas, el nervio vago envía una señal al hígado y a la vesícula biliar indicando que pronto será necesario utilizar la bilis.

Al recibir esta señal, la vesícula biliar activa las células del músculo liso de su revestimiento y expulsa bilis a través del conducto biliar hacia el intestino delgado para ayudar en la digestión de las grasas. Sin esta señal del nervio vago, la vesícula biliar permanece llena y no expulsa la bilis necesaria, un trastorno conocido como colestasis obstructiva.

Uno de los procedimientos más comunes llevados a cabo en los hospitales y las clínicas en Estados Unidos es la extirpación de la vesícula biliar, denominada colecistectomía. La intervención quirúrgica para extirpar la vesícula biliar debido a una obstrucción, como cálculos biliares, a menudo es la primera opción que se ofrece a los pacientes que empiezan a experimentar el dolor asociado a la colestasis obstructiva. Lamentablemente, a la mayoría de pacientes no se les ofrece la oportunidad de determinar la causa principal de este trastorno.

Los cálculos biliares son un problema doloroso que puede afectar a la vesícula biliar. Los cálculos biliares se forman en la vesícula biliar tras un largo período de baja función del nervio vago, impidiendo que la vesícula biliar expulse adecuadamente bilis y sales biliares. Cuando las sales biliares permanecen largo tiempo en la vesícula biliar, empiezan a cristalizar y se forman cálculos. Esto suele suceder debido a la falta de activación del nervio vago, y es un síntoma precoz de la disfunción de este nervio. Se ha demostrado en ámbitos clínicos que, en casos tempranos de este trastorno, los cálculos biliares pueden ser expulsados cuando el nervio vago empieza a funcionar a un nivel superior. Algunos de los ejercicios para activar el nervio vago y las terapias que comentaremos en capítulos posteriores pueden ser muy útiles para quienes padecen dolor en la vesícula biliar debido a una colestasis y a una formación de cálculos biliares.

Controlar el hambre y la saciedad

La saciedad se alcanza cuando nuestro cerebro recibe señales del nervio vago. Para sentirnos saciados, necesitamos recibir señales del hígado indicando que tenemos suficientes grasas, proteínas y carbohidratos en el cuerpo. Tanto el metabolismo de los carbohidratos como el de las grasas se produce en el hígado.

En términos del metabolismo de los carbohidratos, en el control siguiente interviene el nervio vago. Cuando los niveles de azúcar en sangre disminuyen progresivamente, las fibras vagales aferentes en el hígado aumentan su actividad e informan al cerebro de que las células hepáticas necesitan más carbohidratos. Sin embargo, esta vía no informa de cambios repentinos en los niveles de azúcar en sangre, sino que el cerebro los detecta directamente.

Una hormona conocida como péptido similar el glucagón tipo 1 (o, por sus siglas en inglés, GLP-1) es secretada por el intestino delgado en respuesta a un aumento de los niveles de azúcar en sangre, que el cuerpo traduce como saciedad. Cuando los niveles de GLP-1 disminuyen envían una señal al nervio vago, que a su vez genera una lenta reducción del azúcar en sangre. Hoy en día, muchas compañías farmacéuticas fabrican medicamentos que funcionan siguiendo la ruta del GLP-1 para ayudar a controlar el hambre;

no obstante, tu propio cuerpo puede controlarla activando el nervio vago.

El nervio vago ofrece otra vía a la sensación de saciedad. Después de consumir una comida, las neuronas vagales aferentes envían información al cerebro sobre la cantidad de grasas que han penetrado en el hígado, en especial triglicéridos y ácido linoleico. Esto activa la función del nervio vago, enviando una señal al cerebro que produce una sensación de saciedad y el deseo de dejar de comer.

Un nervio vago poco activo quizá no sea capaz de transmitir esta señal, lo que conduce a una continua sensación de hambre, falta de saciedad y comer en exceso durante las comidas. Cuando el NV funciona con eficacia, la persona tarda menos de 15 a 20 minutos en sentirse llena después de una comida. Si conoces a alguien que no tiene esa sensación de saciedad y su hambre persiste incluso después de consumir una comida copiosa, significa que sufre una disfunción del NV.

Controlar los niveles de azúcar en sangre y de insulina

Los niveles de resistencia a la insulina y la diabetes tipo II crecen a un ritmo exorbitante. La obesidad y el ingenioso concepto de diabesidad —la estrecha relación entre diabetes y obesidad— son síntomas de hábitos de vida poco saludables. Los problemas de peso y de control del nivel de azúcar en sangre son importantes signos de que hay algo en tu cuerpo que no funciona de modo óptimo.

Durante épocas de estrés, el equilibrio de nuestro cuerpo se inclina hacia el sistema nervioso simpático y secreta una mayor cantidad de hormonas adrenales del estrés, específicamente cortisol. El principal efecto del cortisol es incrementar el nivel de azúcar en sangre estimulando un proceso llamado gluconeogénesis, que es cuando se crea nueva glucosa a partir de las grasas y las proteínas almacenadas en el hígado.

La intervención del sistema nervioso, en episodios breves y puntuales, es importante para mantenernos vivos y permitir que sobrevivamos. Este sistema de lucha-o-huida se desarrolló en respuesta a las amenazas externas a nuestra pervivencia: piensa en nuestros ancestros que tenían que huir de un tigre con dientes de sable. En esta situación, cuando el estresor se aproxima, nuestro cuerpo entra en modo supervivencia. Tenemos que luchar contra la amenaza, o huir y echar a correr tan rápidamente como sea posible.

Para facilitar la respuesta de lucha-o-huida, nuestros músculos necesitan potentes recursos para producir energía —preferiblemente la forma más rápida y accesible de producir energía celular— que nos permita sobrevivir a la amenaza. Como combustible a corto plazo, nuestro cuerpo puede producir rápidamente glucosa, utilizando la gluconeogénesis, y enviarla a través del torrente sanguíneo. El sistema nervioso simpático dirige rápidamente el flujo sanguíneo hacia los músculos de los brazos y las piernas para hacernos más fuertes y veloces, al mismo tiempo que lo desvía del tracto digestivo y los riñones. De esta forma podemos utilizar nuestros músculos con eficacia para luchar contra la amenaza o huir de ella lo más rápidamente que podamos.

El problema con este sistema es que a menudo permanece activo durante períodos más largos de lo necesario. Sometidos al estrés crónico que experimentamos en el trabajo y en casa, debido a nuestra economía, relaciones personales, amigos y familia, y, debido a estresores bioquímicos e infecciones ocultas, nuestro cuerpo tiende a permanecer en el estado de lucha-o-huida mucho más tiempo de lo debido, y no regresamos al estado de reposo-y-digestión durante el cual permanece principalmente activo el sistema de recuperación parasimpático. La incapacidad de pasar de nuevo a este estado hace que el hígado produzca continuamente glucosa, lo que a la larga conduce a niveles de azúcar en sangre más altos. En respuesta a unos niveles más altos de azúcar en sangre, el páncreas se activa para formar insulina. La insulina es la mensajera que indica a todas nuestras células que absorban glucosa de la sangre y la utilicen para producir energía.

Cómo procesamos insulina

Yo considero la insulina como un grupo de *girl scouts* que llaman a tu puerta de vez en cuando y te ofrecen golosinas. Si cada casa en la manzana donde vives es una célula muscular, cada vez que los niveles de azúcar en sangre aumenten, la insulina llamará a tu puerta. En un escenario ideal, las *girl scouts* llaman a tu puerta una o dos veces al día, y no demasiado fuerte. En este escenario, tu puerta juega el papel de los receptores de insulina en la célula muscular. Cada vez que llaman a tu puerta, tú abres y aceptas de buen grado la golosina que te ofrecen. En principio, eres sensible a esta llamada a la puerta, al igual que nuestras células deberían ser sensibles a la insulina.

Cuando los niveles de azúcar se disparan, las *girl scouts* llaman a tu puerta con insistencia para que abras y compres las golosinas cuanto antes a fin de que las jóvenes puedan dirigirse a la siguiente casa y repetir la operación. Esto ocurre cuando las *girl scouts* tienen una furgoneta repleta de golosinas y deben venderlas rápidamente, antes de que llegue la próxima partida. Imagino que se mostrarán insistentes y te pedirán que compres un montón de cajas de golosina, en lugar del pedido habitual. Si esto ocurre de vez en cuando, te parece aceptable y no te sientes presionado o molesto. Pero se convierte en un problema cuando las jóvenes exploradoras llaman a tu puerta con insistencia tres, cuatro y hasta cinco veces al día. Si aporrean tu puerta varias veces al día durante una semana, es más que probable que acabes enfadándote. Al cabo de un tiempo, dejas de abrir la puerta. Te has hecho resistente a las *girl scouts* del mismo modo que nuestras células se hacen resistentes a la insulina.

Cuando nuestras células se hacen resistentes a la insulina, dejan de abrir la puerta para recibir insulina. Ya no aceptan las golosinas que la insulina les ofrece. Esto conduce a un aumento en los niveles de insulina y en los niveles de azúcar en sangre.

Si este problema empieza a suceder en cada casa de la calle donde vives, y luego en cada casa de tu barrio, al fin las *girl scouts* no tienen más remedio que dejar de ir a ese barrio. A medida que sus niveles de ventas disminuyen, los proveedores dejan de enviar golosinas a las *girl scouts* y las depositan en un almacén. El almacén representa nuestras células donde se depositan las grasas, llamadas adipocitos o tejido adiposo. Este tejido está distribuido en todo el cuerpo, pero el cuerpo ha colocado oportunamente gran parte de este tejido en el área central de nuestro cuerpo: la barriga. Esto permite que los brazos y las piernas funcionen en los momentos de lucha-o-huida, cuando se requiere una gran fuerza muscular.

Siguiendo esta analogía, si las *girl scouts* dejan de acudir a tu barrio y de llamar a tu puerta, significa que la provisión de insulina se ha agotado y ya no es efectiva. Éste es el tipo de diabetes II, que aparece cuando el páncreas se ha agotado después de producir una gran cantidad de insulina durante mucho tiempo. Ya no puede controlar los picos de azúcar en sangre y ha dejado de funcionar. A los pacientes diabéticos o bien se les suele recetar medicamentos que estimulan la sensibilidad a la insulina o se les administra insulina para ayudarlos a controlar sus niveles de azúcar en sangre. El estrés crónico, el consumo excesivo de comida crónico y una dieta rica en azúcares suelen ser las causas principales de este problema, y algunas de las razones más comunes del desarrollo de la obesidad, la resistencia a la insulina y la diabetes.

¿Qué tiene esto que ver con el nervio vago? Tal como comentamos antes, nuestro cuerpo está sometido a un estrés persistente y crónico, que conduce a la inactividad y la disfunción del nervio vago. En circunstancias óptimas, nuestro cuerpo debería pasar buena parte del tiempo en el sistema de reposo, digestión y recuperación que le señaliza el nervio vago. Cuando este sistema está activo, debería ayudar a aumentar la sensibilidad a la insulina y permitir que el hígado disminuya la gluconeogénesis. La función del hígado se decanta hacia la digestión y el filtrado de toxinas del torrente sanguíneo. El NV envía también mensajes al hígado pidiéndole que produzca una molécula denominada sustancia hepática sensibilizante a la insulina, que incrementa la sensibilidad a la insulina y al almacenaje de glucosa en las células musculares.

Lo importante es recordar que los niveles bajos de azúcar en sangre son necesarios para activar el sistema de reposo-y-digestión y aumentar nuestra sensibilidad a la insulina. El nervio vago, cuando está activado, desempeña también un importante papel en el control de los niveles de azúcar en sangre a través del páncreas, que es uno de los principales factores para poner en marcha la producción y secreción de insulina.

Las células de los islotes pancreáticos producen y secretan insulina en respuesta a un aumento de los niveles de glucosa en sangre. A medida que la glucosa aumenta, la secreción de insulina también aumenta. Un pico en los niveles de azúcar en sangre conduce directamente a un pico en la secreción de insulina, y unos picos repetitivos crónicos conducen a la resistencia a la insulina y a la diabetes, como hemos explicado con anterioridad. Una hormona llamada colecistoquinina (CCK), que es liberada en el intestino después de una comida, activa directamente el nervio vago, que posteriormente envía una señal a las células de los islotes para que liberen la insulina necesaria.

La función del vago debe ser optimizada para asegurar que transmite la información adecuada del intestino al cerebro y del cerebro al páncreas. Un funcionamiento deficiente desemboca en un estado enfermizo debido a una transmisión de información disfuncional crónica. Debemos ser capaces de activar el sistema vago parasimpático con regularidad para prevenir la resistencia a la insulina, la desregulación del azúcar en sangre y la diabetes.

Controlar la secreción de enzimas digestivas del páncreas

El páncreas no solo está involucrado en el control del azúcar en sangre, sino que es responsable de producir y secretar enzimas digestivas en el intestino delgado en respuesta a una comida.

Cuando comemos, nuestras papilas gustativas y células sensoriales en el intestino delgado envían señales al cerebro que determinan los macronutrientes específicos que están presentes en la comida. ¿Contiene la comida proteínas, grasas, y/o carbohidratos? ¿Qué cantidad de estos matronutrientes ha penetrado en el tracto digestivo, y con qué rapidez? Una vez determinadas las respuestas a estas preguntas, el vago indica al páncreas que secrete determinadas enzimas digestivas —proteasas, lipasas y amilasas— para contribuir a la descomposición de estos macronutrientes, propiciando la digestión y la debida utilización de estos nutrientes por nuestras células.

En respuesta a altos niveles de proteínas, el páncreas secreta proteasas para ayudar a descomponer los enlaces entre los aminoácidos que forman las proteínas. En respuesta a altos niveles de grasas, el páncreas secreta lipasas para ayudar a descomponer los triglicéridos en colesterol y ácidos grasos libres. Por último, en respuesta a altos niveles de carbohidratos, el páncreas secreta amilasa para ayudar a descomponer los carbohidratos complejos en azúcares simples.

Sin este proceso, nuestro cuerpo no podría absorber los importantes macronutrientes necesarios para la función celular. Los aminoácidos están principalmente implicados en crear nuevas proteínas dentro de nuestras células, incluidas las hormonas proteicas y peptídicas, los neurotransmisores, los receptores y ciertas moléculas intracelulares que transmiten información. Los ácidos grasos libres y los azúcares simples se utilizan principalmente para producir energía, mientras que el componente colesterol de las grasas se utiliza como precursor en hormonas esteroides como el estrógeno, la testosterona y el cortisol. Todas estas moléculas son necesarias para la función celular, por lo que es imprescindible que el páncreas funcione de modo óptimo para que estas moléculas se formen en el cuerpo.

Controlar la función motora del intestino

El vago cumple el importante papel de transportar alimentos de la boca al extremo opuesto del tracto digestivo. Después de tomar un bocado de comida, la masticamos en la boca hasta que es físicamente capaz de ser engullida y transportada a través del resto del tracto digestivo.

En cuanto esa comida, o bolo, alcanza la parte posterior de la boca —la faringe—, la tarea del nervio vago consiste en empujarla hacia la siguiente área. Para que esto suceda, los músculos sensoriales en las paredes del tracto digestivo deben funcionar correctamente. A medida que cada bocado alcanza la parte posterior de la garganta, provoca un reflejo de estiramiento de los músculos lisos que envía una señal al tronco encefálico a través del nervio vago, indicándole dónde está localizado el bolo. En respuesta, el NV envía una señal a las células de los músculos lisos para que inicien su actividad motora y empujen el bolo alimentario hacia abajo. Este proceso se denomina peristalsis.

Esta función aparentemente sencilla en realidad es muy compleja y necesaria, ya que el tracto digestivo es muy largo. Es necesario que se produzca movimiento a lo largo del tracto digestivo para que extraigamos los nutrientes de nuestra comida y eliminemos cualquier visitante indeseado.

Un NV bajo de tono puede ser la causa principal de que el bolo alimentario no pueda moverse con facilidad por el tracto. El estreñimiento crónico y la diarrea son signos de un bajo tono vagal y una falta de una necesaria activación de estos músculos y nervio. Una de las principales causas de este problema es que no masticamos la comida lo suficiente y comemos demasiado rápido. Yo lo denomino el efecto «restaurante autoservicio», porque comemos a toda prisa en un entorno lleno de estrés. Tratamos de activar un proceso de reposo-y-digestión mientras nos hallamos en un estado de lucha-o-huida.

De momento, es preciso comprender que la comida no puede moverse a lo largo de esta vía —de la faringe al esófago, a través del estómago, penetrando en las tres partes del intestino delgado, y desafiando la ley de la gravedad en el colon ascendente y transverso— si el nervio vago no funciona correctamente.

Controlar la actividad del sistema inmunitario

Hazte esta presunta: ¿conducirías un coche cuyos frenos no funcionaran? Un coche tiene la importante función de trasladarte de modo seguro desde el punto A hasta el punto B, y tu sistema inmunitario tiene la importante función de mantenerte a salvo de células y proteínas invasoras. Al igual que un coche necesita un mecanismo de control y frenado, las células del sistema inmunitario en tu cuerpo también lo necesitan.

Sin frenos, el sistema inmunitario puede descontrolarse y empezar a atacar células, lo que puede conducir a la autoinmunidad, o incluso puede dejar de atacar células cancerosas, causando un cáncer. Sin frenos, un coche es un instrumento muy peligroso. Sin un sistema que lo mantenga bajo control, el sistema inmunitario también puede ser muy peligroso. Aquí es donde entra en escena el nervio vago.

Visión general del sistema inmunitario

El sistema inmunitario es el sistema defensivo del cuerpo. Te protege de invasores y toxinas nocivas que pueden causar, como ocurre con frecuencia, problemas de salud. Este sistema comprende glóbulos blancos que envían sensores para detectar la presencia de invasores en el cuerpo. En un escenario óptimo, recorren el torrente sanguíneo detectando proteínas y organismos que han penetrado en el cuerpo y envían señales a otras células inmunes cuya función es eliminar a estos invasores que no deberían estar presentes.

Existen múltiples tipos de glóbulos blancos, conocidos también como leucocitos, en el sistema inmunitario, entre los que se incluyen los siguientes: monocitos, macrófagos, neutrófilos, mastocitos y células dendríticas, conocidos colectivamente como fagocitos; así como basofilos, eosinofilos, linfocitos (células T y células B) y células asesinas naturales.

«Fagocitos» significa literalmente «células que comen». Cuando identifican a células muertas o moribundas, bacterias indeseadas y proteínas peligrosas que no deberían estar presentes, se activan y empiezan a engullir literalmente a las inoportunas células o proteínas, iniciando un proceso llamado fagocitosis. Descomponen a estos invasores y crean unos residuos que posteriormente son filtrados y eliminados de la sangre en los órganos inmunitarios y el hígado. Cada fagocito detecta la presencia de distintos invasores y tiene una forma distinta de descomponerlos, pero todas estas células son esenciales en un sistema inmunitario bien equilibrado que funciona correctamente.

Además de la fagocitosis, los mastocitos desempeñan también un importante papel en las alergias y las anafilaxis, puesto que contienen y liberan gránulos ricos en histamina. Suelen ser hiperactivos en personas que padecen alergias crónicas y reacciones similares. Los mastocitos son altamente activos en autoinmunidad haciendo que experimentemos los síntomas de la dolencia. Son también uno de los únicos tipos de células inmunes ubicadas tanto en el intestino como en el cerebro. Cuando los mastocitos están sobreactivados en el cerebro, los nervios del cerebro se hacen más sensibles al dolor, provocando una inflamación cerebral. Asimismo, cuando estas células están activadas en el intestino, hacen que los nervios intestinales sean más sensibles al dolor y causan una inflamación intestinal alrededor de los nervios, lo que entorpece el movimiento normal de la motilidad intestinal (peristalsis). Como comentaremos más adelante, el nervio vago es el principal controlador de la motilidad intestinal, por lo que una hiperactivación de los mastocitos puede provocar la disfunción del nervio vago.

Los basofilos son responsables de reacciones inflamatorias durante una respuesta inmunitaria y, como la mayoría de las células, están involucrados en trastornos que causan síntomas alérgicos como anafilaxis, asma, dermatitis atópica y fiebre del heno. Pueden estar causados tanto por parásitos como por alergias, algo muy habitual en ambos casos, y penetrar en el cuerpo a través del tracto digestivo o de llagas en la piel.

Los eosinofilos son responsables de reaccionar en contra de parásitos y de infecciones y de combatirlos. Al igual que los basofilos, están también involucrados en alergias y asma. Las infecciones crónicas de grado menor debidas a parásitos o bacterias pueden provocar una sobreestimulación de los eosinofilos, que puede desencadenar síntomas asmáticos y alérgicos. Por regla general, estas infecciones nos afectan y penetran en nuestro cuerpo a través del tracto digestivo.

Las células asesinas naturales son las células principales involucradas en combatir virus y tumores en el cuerpo. No requieren sensores para distinguir a las células humanas de las células invasoras, de aquí el nombre de asesinas naturales. La disfunción de estas células puede conducir a un desarrollo tumoral y a una menor capacidad del cuerpo para identificar y combatir estas células cancerosas.

Para llevar a cabo su tarea, la gran mayoría de leucocitos producen sensores que circulan por el entorno interior del cuerpo. Estos sensores se llaman anticuerpos, o inmunoglobulinas. Existen cinco tipos de estos sensores: inmunoglobulina A (IgA), IgE, IgG, IgM e IgD. Cada uno de estos sensores tiene un papel distinto y una velocidad distinta con que señalan a los glóbulos blancos que deben reaccionar.

El IgG es el sensor más abundante y se encuentra en la superficie de las células maduras inmunes. Su función consiste en identificar a las células y las proteínas que no deberían estar presentes, y activar una vía que conduce a la inflamación y activación de la respuesta inmunitaria.

El IgA es el segundo sensor más abundante, y un subconjunto específico de IgA (el componente secretor de IgA) es enviado para que circule por nuestros fluidos corporales como la leche materna, la saliva y las secreciones del tracto digestivo. El componente secretor de IgA es importante para identificar amenazas potenciales en el tracto digestivo, incluida la boca. Altos niveles de IgA indican la presencia de bacterias, virus, parásitos y levadura, mientras que bajos niveles de IgA indican que el sistema inmunitario es disfuncional debido a la crónica activación por parte de estos invasores. Yo mido los niveles del componente secretor de IgA para que mis pacientes determinen su estado de función y activación inmunitaria. Se trata de una herramienta muy importante y útil que utilizamos en la práctica de la medicina funcional.

Los IgM, IgE e IgD son mucho menos comunes. Se encuentran en la superficie de las células maduras inmunes y cumplen una función similar al IgG.

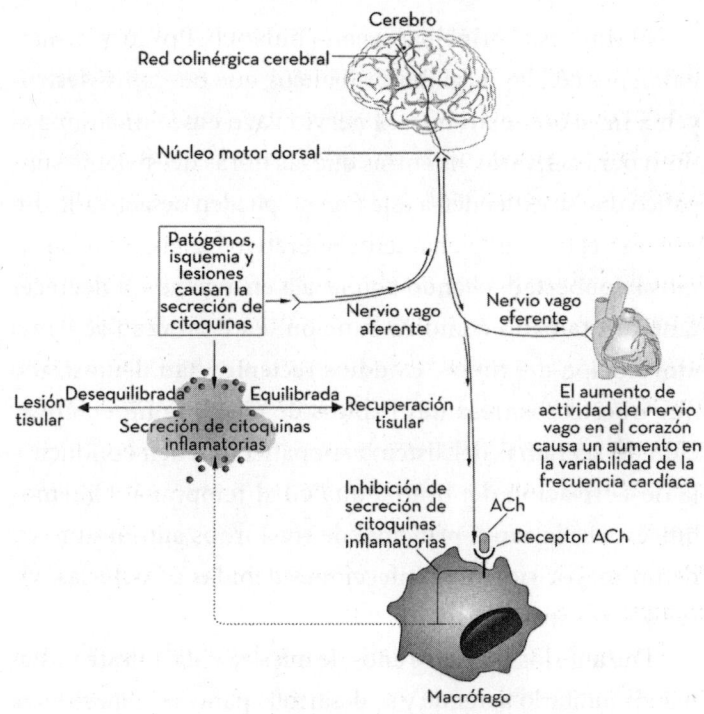

El sistema para mantener a las células inmunes controladas funciona a través del nervio vago. El buen funcionamiento del nervio vago es necesario para activar una importante vía llamada vía colinérgica antiinflamatoria. Cuando está activa, esta vía mantiene el sistema inmunitario controlado y activa los frenos en caso necesario. La inervación del vago en los órganos del sistema inmunitario, como el timo, el bazo y el intestino, juega un importante papel a la hora de activar esta vía. Antes de que descubras los pormenores de esta vía, es importante que conozcas cómo trabajan estos órganos en el sistema inmunitario.

El timo es el principal órgano linfático. Produce principalmente células T, glóbulos blancos que buscan y destruyen a invasores extraños. El nervio vago envía una rama al timo para activarlo, mientras que las fibras del sistema simpático que se extienden a este órgano pueden desactivarlo. En general, el timo es plenamente operativo hasta que alcanzamos la pubertad, cuando empieza a encogerse y a decrecer tanto en tamaño como en función. Este proceso se llama «involución del timo». Estudios recientes han demostrado que nuestros estresantes hábitos de vida y la hiperactivación de las ramas del sistema simpático pueden conducir a la desactivación del timo a una edad temprana. Creemos que ésta es la causa principal de trastornos autoinmunes y de un mayor riesgo de infecciones debidas a bacterias, virus y otros invasores.

Durante los primeros años de nuestra vida, nuestro sistema inmunitario aprende y se desarrolla para crear un sistema que ayuda a protegernos de infecciones debidas a bacterias, virus y otros invasores que no deberían penetrar en nuestro cuerpo. Se trata de un sistema dinámico, que requiere años de instrucción y preparación para enfrentarse a los invasores del cuerpo. La sobreestimulación del timo puede producirse a través de las fibras del sistema parasimpático y causar un crecimiento excesivo del órgano; sin embargo, no es muy frecuente. Un problema más común es que se produzca un mayor nivel de activación del sistema simpático, que desactiva el órgano prematuramente.

Mientras tienes un timo que funciona correctamente, tu cuerpo está protegido durante su desarrollo. El timo actúa a modo de escuela o academia de instrucción para las células del sistema inmunitario, los agentes de policía de nuestro cuerpo. Mientras esta escuela permanece activa y dispone de los recursos necesarios, sigue creando agentes de policía bien cualificados e inteligentes que protegen nuestras células de los invasores. Cuando los recursos de esta escuela disminuyen, crea menos agentes de policía, peor formados, y el nivel de protección disminuye, exponiéndonos a un mayor riego de padecer infecciones causadas por invasores.

Esto demuestra por qué corremos más riesgo de contraer enfermedades infecciosas a medida que envejecemos y por qué estamos más expuestos a padecer enfermedades autoinmunes después de sufrir eventos estresantes en nuestra vida. En un trastorno autoinmune, nuestras células inmunes no están bien preparadas para distinguir entre las células invasoras y nuestras propias células. A medida que envejecemos, estamos expuestos a situaciones estresantes, por lo que los índices de enfermedades autoinmunes aumentan. Entre muchas otras, pueden citarse las siguientes: tiroiditis de Hashimoto, artritis reumatoide, esclerosis múltiple, enfermedad de Crohn y colitis ulcerativa.

El bazo es el siguiente mecanismo de control de las células del sistema inmunitario. Piensa en el bazo como el filtro de las células de los glóbulos blancos y rojos. Se encarga de que solo las células perfectamente cualificadas y adiestradas del sistema inmunitario estén presentes en el torrente sanguíneo y otros tejidos del cuerpo. Filtra y elimina las células que se aproximan al término de su período operativo. El bazo actúa como un mecanismo de control y contrapeso de las células inmunes del torrente sanguíneo. Cuando funciona a nivel óptimo, hace que el sistema inmunitario nos proteja contra invasores sin actuar abiertamente contra nuestras propias células. El nervio vago transmite información de ida y vuelta entre el sistema nervioso central para informar a nuestro cuerpo sobre qué células son filtradas y eliminadas de la sangre.

Al igual que ocurre con el timo y muchos otros órganos, la actividad parasimpática del vago es necesaria para mantener el bazo activo, mientras que la actividad simpática disminuye temporalmente o detiene la actividad del bazo. El estrés crónico o la activación de las ramas simpáticas conducen sin duda a bajos niveles crónicos de la función del bazo y, por consiguiente, a un deficiente filtrado de los glóbulos blancos y rojos. Esto conduce a una mayor probabilidad de contraer enfermedades autoinmunes, dado que los «agentes de policía» menos cualificados que circulan por el torrente sanguíneo no están controlados y son incapaces de distinguir entre los invasores y nuestras proteínas celulares.

Cuando ocurre un evento dañino en el cuerpo, o cuando se detecta la presencia de invasores, las células del sistema inmunitario más próximas al área analizan la amenaza y liberan unas proteínas, llamadas citoquinas, para atraer más células que colaboren en la respuesta inmunitaria. Estas citoquinas son detectadas por las fibras aferentes del nervio vago que envían señales al cerebro para informarle sobre el tipo de inflamación que se está desarrollando. Estudios recientes han demostrado que el nervio vago es capaz de diferenciar entre distintos tipos de citoquinas.

El intestino es el área más habitual a través del cual penetran los invasores en el cuerpo, de modo que la gran mayoría de nuestras células inmunes están localizadas en el revestimiento del intestino. Se encuentran en pequeñas bolsas distribuidas a lo largo del tracto digestivo, a las que nos referimos afectuosamente como tejido linfoide asociado al intestino. En el intestino, las funciones del nervio vago son muy extensas y necesarias para asegurar una salud óptima. Contribuye a regular las respuestas inmunitaria e inflamatoria, permitiéndonos crear recuerdos y transmitir información entre las bacterias intestinales y el cerebro. En las tres próximas secciones hablaremos de estos roles.

Controlar la inflamación intestinal

Siguiendo con la explicación del efecto que tiene el nervio vago sobre las respuestas inmunitarias en el intestino, hablaremos sobre lo que constituye el papel probablemente más importante del vago: la vía antiinflamatoria colinérgica. A través de esta vía, el nervio vago envía señales a las células del sistema inmunitario repartidas por todo el cuerpo. Pero las señales que envía al intestino, utilizando el neurotransmisor acetilcolina (ACh), son especialmente potentes. Estas señales están dirigidas a calmar la activación inmunitaria y reducir la inflamación.

La actividad aferente del vago en el timo y el bazo ha demostrado que aumenta la respuesta a estresores, entre los que se incluyen el lipopolisacárido (LPS), una toxina producida y liberada por una de dos tipos de bacterias, y los invasores como bacterias, virus y parásitos en nuestro intestino. Al mismo tiempo, la rama simpática del sistema nervioso, la respuesta de lucha-o-huida, asegura que las células inmunes están preparadas para detectar a los invasores. Cuando las células inmunes detectan la presencia de estos estresores inoportunos en el intestino, envían una señal al tejido linfoide asociado al intestino, que activa una respuesta al estrés y a los nervios del sistema simpático. Los nervios del sistema simpático envían una señal al neurotransmisor norepinefrina (NE), llamado también adrenalina. La NE activa las células inmunes, que se hacen muy reactivas a invasores y estresores. Este sistema es muy importante, pero, al igual que todos los sistemas importantes, es necesario que existan frenos para un funcionamiento óptimo.

La actividad parasimpática en gran parte del intestino es dirigida a través del nervio vago. Su papel consiste en controlar la inflamación y la respuesta inmunitaria. El nervio vago y sus ramas envían ACh al intestino y otras áreas del cuerpo para contrarrestar la respuesta proinflamatoria de los nervios del sistema simpático y la norepinefrina. Cuando funcionan de modo óptimo, se produce un perfecto equilibrio entre la secreción NE del sistema simpático y la secreción ACh del sistema parasimpático. Esto mantiene la estabilidad de nuestra salud estimulando una respuesta inmunitaria cuando es necesario y frenándola cuando no lo es. El control de una función se basa en la capacidad de detenerla.

El nervio vago libera el neurotransmisor ACh en respuesta a altos niveles de estrés y actividad inmunitaria. Esta liberación es ampliada de forma significativa y eficaz por el sistema nervioso entérico, una agrupación de células nerviosas en el intestino tan extensa que se conoce también como el segundo cerebro. Algunos sostienen que el sistema nervioso entérico es más importante que el cerebro debido a que gran parte de nuestra salud está dictada por la interacción entre este sistema y nuestro microbioma.

En la superficie de la mayoría de glóbulos blancos se encuentra un importante receptor —el receptor nicotínico Alfa-7 de acetilcolina— que facilita el efecto de ACh sobre las células inmunes. Este receptor se ocupa de reducir la activación y ralentizar la respuesta inmunitaria cuando es necesario. Es crucial para equilibrar la activación parasimpática y simpática de la respuesta inflamatoria en el intestino.

Transmitir información del microbioma

Los estudios sobre el microbioma constituyen la mayor revelación respecto de nuestra salud en siglos. Todos los días averiguamos nuevos y asombrosos datos acerca de la población bacteriana en nuestro intestino y su impacto sobre nuestra salud y bioquímica. Esta población es responsable de buena parte de nuestra salud nutricional, de nuestros neurotransmisores, de nuestro estado de ánimo e incluso de cómo funciona nuestro cerebro.

Nuestro tracto digestivo contiene casi 100 billones de células bacterianas, muchas más que el número de células humanas en nuestro cuerpo. Estas bacterias tienen una composición poblacional que puede afectar a prácticamente cada aspecto de nuestra salud y bienestar. La transmisión de información de las bacterias intestinales al cerebro se produce rápidamente a través del nervio vago, y es reforzada por el torrente sanguíneo y los sistemas hormonales.

De todos los demás órganos y sistemas controlados a través del vago, los cambios que más sentimos son los cambios intestinales y bacterianos. Podemos «sintonizar» con nuestro intestino para averiguar qué ocurre allí, cosa que no podemos hacer con nuestro corazón, hígado o bazo. El ejemplo más común de esto es un antojo. Tal como sostienen los autores en un excelente libro titulado *The Psychobiotic Revolution*, escrito por Scott Anderson, John Cryan y Ted Dinan: «Muchas veces tus antojos no son más que notas que te envían tus microbios intestinales. Contienen una lista completa de los carbohidratos, los azúcares y las grasas que buscan».

El libro continúa refiriéndose al ejemplo de las bifidobacterias, un género de bacterias que se encuentra en elevada proporción en nuestro intestino: «Algunos microbios, en especial nuestra amigable especie bífida, produce butirato, que alimenta y sana el revestimiento del intestino. El butirato puede penetrar en el cerebro, donde puede inducir el buen humor, aliviar la inflamación o estimular la producción de una hormona del crecimiento cerebral. Todos estos cambios pueden mejorar tu estado de ánimo e incluso ayudarte a pensar mejor».

Otro género de bacterias mencionado en el libro citado son los lactobacilos. Anderson, Cryan y Dinan explican: «En estudios de personas que padecían síndrome del intestino irritable, se observó que algunas especies de lactobacilos manipulan los receptores opioides y cannabinoides en el cerebro, actuando casi como una inyección de morfina. Al igual que la adicción al subidón que experimenta un corredor, este tipo de reacción puede conducir a antojos del tipo de alimentos que tus lactobacilos prefieren. Quizá creas que tus antojos se forman en tu mente, pero lo más probable es que empiecen con las bacterias que tienes en el intestino».

Cuando comprendemos que los antojos y las señales acerca de los alimentos que desean nuestras bacterias son transmitidos por el nervio vago a través del torrente sanguíneo, podemos recuperar el control de nuestras elecciones y realizar cambios alimentarios que pueden tener un efecto beneficioso sobre nuestro microbioma y nuestra salud en general.

Permitiéndonos crear recuerdos

Recientes estudios muestran que la presencia de bacterias intestinales es necesaria para el desarrollo y la maduración del sistema nervioso entérico y el sistema nervioso central. Como hemos comentado anteriormente, el nervio vago está muy involucrado en la transmisión de información del microbioma intestinal al cerebro. Esta cadena de comunicación puede ser responsable de activar la producción de una proteína denominada factor neurotrófico derivado del cerebro. La activación de este factor conduce a un aumento de la conectividad neuronal. Y, lo que es más importante, a la producción de recuerdos en el cerebro.

Esto significa que, sin bacterias intestinales y una buena función del nervio vago, puede resultarte difícil formar nuevos recuerdos y crear nuevas conexiones neuronales. En mayor medida, significa que, si tu nervio vago funciona a nivel óptimo, es muy probable que puedas formar recuerdos y asociaciones más importantes con el mundo que te rodea y las personas que son importantes para ti.

Durante nuestro desarrollo fetal, producimos barreras para protegernos de amenazas externas. Una de estas barreras es la barrera hematointestinal, que nos protege de bacterias (las buenas y las malas) que quieren invadirnos. Está formada por las mismas células que producen nuestra barrera hematoencefálica. Esto significa que cualquier inflamación que se produce en el intestino y hace que la barrera se descomponga tiene también la capacidad de descomponer la barrera hematoencefálica.

¿Has entrado alguna vez en una habitación y te has olvidado del motivo por el que has entrado en ella? ¿Has tratado alguna vez de decir algo muy simple pero no has dado con las palabras adecuadas para expresarlo? Estos problemas se deben a lo que suele denominarse «neblina cerebral» y están causados por niveles demasiado altos de inflamación en el cerebro. La neblina cerebral ocurre cuando la barrera hematoencefálica se descompone ligeramente y las señales inflamatorias pueden penetrar en el tejido cerebral, reduciendo la función de las neuronas.

La neblina cerebral indica la presencia de inflamación en el cerebro, causada por un mal funcionamiento de la barrera hematoencefálica y, por tanto, un mal funcionamiento del revestimiento intestinal, o intestino permeable.

* * *

Está claro que la función del vago es mucho más importante que la simple bioquímica y fisiología. ¿Cómo consigue controlarlo todo al mismo tiempo?

4

CÓMO LO CONTROLA
TODO EL NERVIO VAGO

Las neuronas son las encargadas de enviar señales a otras
células dentro del cuerpo. Estas señales pueden estar destinadas a la función muscular, la propiocepción (recepción de
estímulos), el pensamiento activo en el cerebro y, por supuesto, las funciones automáticas que se realizan a través del
sistema nervioso autonómico. Para que una señal neuronal
afecte a las células a las que va dirigida, tienen que ocurrir
tres cosas:

1. La neurona tiene que enviar una señal cargada eléctricamente a lo largo de la misma.
2. La neurona tiene que liberar una proteína llamada neurotransmisor en el espacio entre ella y la célula que quiere
impactar.
3. El neurotransmisor tiene que encajar en un receptor pro-
teínico en la superficie y generar actividad en el interior
de la célula siguiente.

En el caso del nervio vago, tienen que funcionar óptimamente muchas señales neuronales para que éste pueda llevar a cabo todas sus tareas.

La transmisión de las señales mediante las neuronas

Como has leído en el capítulo 1, aproximadamente un 80% de las información que circula por el vago es enviada por los órganos al cerebro: son las señales aferentes. Ya sabes que estas señales transmiten información sobre la capacidad funcional actual, si hay algo que no va bien, y qué requiere una atención inmediata. El vago, que es el nervio más largo del cuerpo, comunica información del hígado sobre desintoxicación, producción de bilis y equilibrio del azúcar en sangre; del tracto digestivo sobre la digestión, el movimiento de los alimentos y el microbioma; y, lo que es más importante, de las células y los órganos del sistema inmunitario sobre su capacidad funcional. También transmite información del corazón y los pulmones sobre sus niveles de actividad y cualquier deficiencia que se haya producido.

Las señales son transmitidas a través de unas prolongaciones llamadas dendritas y axones, que constituyen los largos brazos y piernas de las células neuronales. Es muy importante que las señales sean transmitidas con fuerza de un extremo al otro de la neurona. Como puedes suponer, estas señales tienen que recorrer distancias tan largas como desde los intestinos y los riñones hasta el cerebro. Para enviar estas señales de modo efectivo, las neuronas del vago requieren cierto aislamiento. Cuando un cable eléctrico transmite una señal a través de un alambre metálico, ese cable tiene que estar recubierto con un material aislante que no conduce electricidad, como plástico o goma. De este modo, la carga eléctrica permanece dentro del cable. En esta analogía, si el nervio está desgastado, la señal no se transmite con fuerza y puede disiparse y debilitarse antes de que alcance el cerebro.

Nuestras células almacenan grasa que sirve para aislar los nervios y asegurar que las señales se muevan con rapidez y eficacia de un extremo al otro. La mayoría de los nervios en nuestro cuerpo están protegidos por las células de Schwann, y el nervio vago no es una excepción. Las células de Schwann crean una barrera aislante alrededor de las neuronas llamada vaina de mielina que protege las señales y hace que los nervios funcionen correctamente. Cualquier daño sufrido por estas células de Schwann puede provocar un «desgaste» del material aislante y una transmisión defectuosa a lo largo del nervio. Empezamos a desarrollar la vaina de mielina cuando estamos aún en el claustro materno, a las 24 semanas de la gestación. La mielina sigue desarrollándose hasta aproximadamente las 40 semanas, al término de la gestación. Este ritmo de mielinación sigue aproximadamente igual hasta que alcanzamos la adolescencia, cuando empieza a declinar. Las células de Schwann y la vaina de mielina hacen que las señales se transmitan de modo efectivo de un extremo al otro del vago.

Liberar al mensajero químico

Cuando la señal eléctrica alcanza el extremo de la neurona en el área llamada axón terminal, la señal crea una carga que induce a que un neurotransmisor sea liberado de la célula. En el cuerpo existen muchos neurotransmisores distintos, algunos de los cuales he mencionado antes, entre ellos el NE y el ACh. El nervio vago utiliza casi exclusivamente el ACh como su neurotransmisor.

El ACh se crea a partir de dos estructuras separadas: la coenzima acetil A (acetil-CoA) y la colina. Mediante distintos procesos metabólicos, la glucosa y los ácidos grasos libres son descompuestos en acetil-CoA. Estas reacciones metabólicas requieren micronutrientes específicos para funcionar a nivel óptimo. Para metabolizar los ácidos grasos libres, nuestras células necesitan cantidades suficientes de carnitina y vitamina B2, mientras que para metabolizar la glucosa, nuestras células necesitan elevadas cantidades de vitamina B1, vitamina B3, cromo, ácido lipoico y coenzima Q10. Lamentablemente, como confirman las pruebas llevadas a cabo en mi consulta, nuestro cuerpo suele carecer de estos nutrientes. Una prueba funcional de laboratorio de los ácidos orgánicos en la orina puede ayudar a que este proceso se lleve a cabo correctamente y los nutrientes estén presentes para cumplir con estas obligaciones.

La colina, por otra parte, es un compuesto orgánico derivado de ciertos aminoácidos. Se considera un nutriente esencial para los humanos, lo que significa que no puede producirse dentro de nuestro cuerpo, sino que debemos ingerirla mediante nuestra dieta. Los alimentos más ricos en este compuesto son la yema del huevo, la soja y los hígados de vaca, pollo y pavo. A menudo es un componente de lecitina de soja, que se encuentra en muchos productos alimentarios en forma de un aditivo.

El acetil-CoA y la colina se unen para formar acetilcolina en las neuronas. El ACh es liberado de los axones neuronales del vago para que pueda afectar las diversas células y órganos controlados por este nervio. Este proceso hace que el segundo requisito de la función neuronal se cumpla: la liberación de un neurotransmisor en el espacio junto a la célula que se desea impactar. Por esta razón, es muy importante para nuestra salud contar con las debidas fuentes de acetil-CoA y colina.

La recepción de la señal en la célula destinataria

Cuando un nervio libera un neurotransmisor, éste no tiene un efecto inmediato en la célula destinaria. Existe un espacio o hueco muy pequeño entre el extremo del axón neuronal y la célula que recibe las señales llamado sinapsis. El neurotransmisor es liberado en la sinapsis y debe estar presente en cantidades lo bastante elevadas como para alcanzar las proteínas receptoras en la célula siguiente.

En el caso del nervio vago, el ACh es liberado en la sinapsis y liga las proteínas receptoras en la superficie de numerosos tipos de células. La proteína receptora que utilizan estas células para recibir las señales ACh del nervio vago son los receptores nicotínicos de acetilcolina de acción rápida (nAChR), o los receptores muscarínicos de acetilcolina más lentos (mAChR). Cada célula receptora debe tener su tipo específico de AChR para recibir las señales del vago e inducir una respuesta dentro del tipo individual de célula. La mayoría de órganos y células no neuronales expresan el receptor nicotínico, mientras que otras neuronas en el sistema nervioso central tienden a expresar las versiones muscarínicas.

Ciertas circunstancias pueden hacer que la producción de receptores disminuya o incluso aumente sobre las células receptoras. Una de las más importantes es la presencia de LPS, que es enviado por bacterias intestinales oportunistas y causa la descomposición de células intestinales. En presencia de LPS, el gen que contiene el «mapa» de esta proteína tiene la capacidad potencial de ser mucho más activo o mucho menos activo. Esto explica por qué algunas personas son muy sensibles a los cambios intestinales inflamatorios y otras menos. Al margen de los niveles de sensibilidad, el LPS es un desencadenante de cambios en este gen y causa problemas para las concentraciones de proteínas receptoras.

SEGUNDA PARTE

¿QUÉ PUEDE FALLAR EN EL NERVIO VAGO?

Después de repasar todas las diversas e importantes tareas que el nervio vago realiza, es fácil comprender que si el NV no funciona a nivel óptimo, tu salud puede resentirse.

Imagina por un momento el cable del cargador de tu teléfono móvil. Si el cable tuviera uno de los tres problemas listados a continuación, tu móvil no recibiría la adecuada energía eléctrica del enchufe al que lo has conectado. Estos tres problemas son:

1. la conexión del cargador no encaja bien en el enchufe de la pared,
2. el cable no se ajusta bien al conector de carga de tu móvil, y
3. el cable está dañado, pelado o doblado.

Cualquiera de estos tres problemas haría que tu móvil se cargara más despacio de lo normal, lo que te provocaría una considerable irritación.

El nervio vago tiene puntos débiles similares; sin embargo, las consecuencias de una transmisión de información disfuncional en el nervio tienen efectos mucho más dañinos y duraderos que pueden hacer necesarios un diagnóstico y un tratamiento con medicina convencional. Mientras abordamos la segunda parte del libro, ten presente que en la gran mayoría de los casos el nervio vago se puede mejorar y reparar. Hay esperanza si tú o un ser querido sufrís los efectos de una transmisión de información disfuncional.

En los próximos capítulos, repasaremos los mecanismo más comunes que conducen a la disfunción del nervio vago y comentaremos la forma en que estas disfunciones pueden aparecer como síntomas.

5

RESPIRACIÓN DISFUNCIONAL

La primera causa y la más habitual de una transmisión de información disfuncional en el nervio vago es una respiración disfuncional.

Inmediatamente después de salir del claustro materno, tenemos la tarea de aspirar nuestra primera bocanada de aire. Mientras nos hallamos en el útero, nuestro corazón respira y nuestro tracto digestivo trabaja gracias a la ayuda de nuestra madre. Respirar es la primera tarea que debemos realizar cuando nacemos, y es la única cosa que nuestro pequeño cuerpecito debe hacer para sobrevivir fuera del entorno cálido y confortable en el que hemos crecido y nos hemos desarrollado durante aproximadamente 40 semanas.

El médico o la matrona pueden ayudarnos a respirar despejando nuestras vías respiratorias, lo que permite que el aire fluya libremente en nuestros pulmones y el músculo de nuestro diafragma se contraiga y relaje. Ellos contribuyen a esta tarea eliminando el fluido que puede obstruir la vía. Este fluido suele penetrar por las vías respiratorias y los pulmones cuando practicamos respirar en los últimos estadios del desarrollo fetal. El diafragma tiene que aprender a contraerse y relajarse, puesto que es el factor controlador necesario en el acto de respirar.

El nervio vago no ejerce ningún efecto sobre el diafragma, que está controlado por el nervio frénico, que se origina en el cuello (a partir de los niveles 3-5 de las vertebras cervicales) y discurre adyacente al nervio vago dentro del tórax y más allá de los pulmones y el corazón antes de alcanzar el músculo más importante en la tarea de respirar.

Cuando nuestras vías respiratorias están despejadas, comienza la tarea de aspirar esa primera bocanada de aire. Nuestro diafragma se contrae y crea un efecto de vacío en nuestro tórax, obligando a nuestros pulmones a expandirse y aspirar el aire externo que contiene oxígeno, entre otros gases. El nervio vago envía la señal de expansión de nuestros pulmones al tronco encefálico, y nos damos cuenta de que nuestra madre ya no nos proporciona la ayuda física para el oxígeno que necesitamos. A partir de ese momento, esa tarea nos corresponde a nosotros durante el resto de nuestra vida. A continuación, nuestro diafragma se relaja y expulsa el aire de nuestros pulmones a través de la tráquea, y luego a través de nuestra nariz y boca. El proceso de respirar ha comenzado.

Cuando somos bebés, aprendemos a respirar de forma automática y correcta. La próxima vez que estés junto a un bebé o un niño de corta edad, observa cómo respira.

Comprobarás que, para que pueda respirar, su diafragma debe contraerse, y al hacerlo, su vientre se expande. La respiración diafragmática es el proceso de utilizar este importante músculo en lugar de los músculos accesorios para respirar.

Ahora detente un momento, apoya una mano sobre tu vientre y la otra sobre tu pecho, cierra los ojos y respira hondo. Lo digo en serio. ¡Haz la prueba en este momento para comprobar si respiras correctamente!

¿Tu vientre se ha expandido cuando has respirado hondo, o se han alzado tus hombros para adaptarse a la expansión de tus pulmones?

A medida que crecemos y nos desarrollamos durante la infancia y entramos en la adolescencia, observamos a quienes nos rodean con profunda admiración y afán de imitarlos. Queremos tener el aspecto y comportarnos como ellos; tendemos a imitar las expresiones y los gestos de las personas que admiramos. A menudo estas personas trabajan en los medios de comunicación y se presentan ante nosotros de forma superficial. En la sociedad estadounidense, obsesionada con las redes sociales, se considera que tu aspecto exterior es uno de los principales factores que indican quién eres. Es una triste realidad, pero una seria observación que muchos otros y yo mismo hemos constatado. En nuestra infancia y adolescencia nos inculcan que hay que estar delgado y que el tamaño de nuestra barriga es un reflejo de quiénes somos.

Cuando empezamos a tomar en consideración estas reflexiones y las comparamos con el aspecto que tenemos de adolescentes, modificamos nuestros patrones respiratorios. No es atractivo expandir y contraer el vientre, de modo que aprendemos a respirar de otra forma. Empezamos a utilizar nuestros músculos accesorios para respirar: los músculos auxiliares que son más importantes y útiles en situaciones estresantes. Empezamos a controlar la expansión del tórax y la creación de vacío usando los músculos del cuello, los hombros y la parte superior, mediana y baja de la espalda, así como los músculos anteriores del pecho.

Te propongo una interesante reflexión: cuando entrenas un determinado tipo de músculo de tu cuerpo, ¿estás entrenando el músculo para que haga el trabajo? Si quiero levantar pesas utilizando el bíceps braquial en mis brazos, y realizo repetidas flexiones de bíceps con las pesas, ¿estoy entrenando los músculos del bíceps o estoy entrenando el nervio para que envíe señales al bíceps?

Gracias a los estudios realizados sobre el tema hemos constatado que los movimientos repetitivos y el entrenamiento de los músculos tienen un mayor efecto sobre los nervios que envían las señales que sobre el propio músculo. Los nervios controlan las señales enviadas al músculo, de modo que, cuando entrenamos, de hecho estamos ejercitando al nervio para que envíe señales al músculo más rápida y eficazmente que antes. El músculo se desarrolla porque, a medida que aumenta la utilización del músculo, el flujo sanguíneo a esa zona también aumenta. Esta sangre contiene oxígeno y macronutrientes como aminoácidos, y contribuye a extraer y expulsar residuos.

Donde envías flujo envías función.

Un importante factor a tener en cuenta es que podemos entrenar nuestros nervios para que las señales circulen de modo más eficaz y mejorar su función. Asimismo, si no ejercitamos un determinado tipo de músculo o nervio, la función de ese nervio se vuelve lenta y disfuncional. Esta deficiente transmisión de información es el primer paso hacia la disfunción del nervio y la disfunción de una específica combinación de nervio y músculo.

En cuanto a respirar, pasamos años entrenándonos crónicamente para respirar de forma incorrecta e ineficaz por las razones triviales que nos inculcan a una edad muy temprana en nuestra vida. Esto conduce a problemas que afectan a múltiples nervios. El nervio frénico no lo ejercitamos para respirar correctamente, puesto que no solemos utilizar nuestro diafragma para respirar con el vientre. Al mismo tiempo, dado que no expandimos los pulmones plenamente y no creamos el beneficioso efecto de vacío, los pulmones no se expanden adecuadamente y el nervio vago no señaliza bien. La circulación de los mensajes a través del nervio vago se vuelve menos efectiva conforme nuestra respiración se vuelve menos efectiva.

Respirar es el primer acto de la vida, y el último.
Nuestra vida depende de ello. Comoquiera que no
podemos vivir sin respirar, es trágicamente deplorable

*contemplar los millones y millones que no consiguen
dominar el arte de respirar correctamente.*

JOSEPH PILATES

Aprender a respirar correctamente es una de las cosas más simples y beneficiosas que puedes hacer para tu salud. Las técnicas para respirar de forma correcta constituyen el eje principal de muchas terapias, prácticas y entrenamientos. Hablaremos sobre muchas de ellas en la próxima sección, que se centra en mejorar cada una de estas disfunciones.

Otro síntoma de unos patrones respiratorios incorrectos es la incapacidad de controlar los niveles de estrés. Quienes se sienten crónicamente agobiados por estresores emocionales y físicos suelen tener hábitos respiratorios muy perjudiciales. La próxima vez que te enfurezcas o te enzarces en un acalorado debate o discusión, detente un momento para observar tu respiración. En estas situaciones solemos respirar de forma rápida y superficial, lo que activa nuestra respuesta de lucha-o-huida. Hacer una pausa y respirar hondo nos ayuda a pensar de forma más racional y sosegada, lo que nos ayuda a adoptar rápidamente una decisión positiva. En general, las personas con un bajo tono vagal son incapaces de controlar sus arrebatos de ira, por lo que a menudo estallan de improviso y alzan la voz, modificando sus patrones respiratorios hacia esta forma de respirar rápida y superficial.

Vías respiratorias disfuncionales

¿Recuerdas la última vez que tenías la nariz taponada? ¿Recuerdas que tratabas de respirar por la nariz y te sentías fatal? Al mismo tiempo, tu energía había dado un bajón, quizá te dolía la garganta y sentías un malestar general. Si tus vías respiratorias no están despejadas, puede resultar muy difícil respirar profunda y plenamente. Esto puede ser un problema persistente para una persona que tiene el tabique desviado, una inflamación adenoidea crónica o goteo postnasal. Todos estos problemas pueden hacer que las vías respiratorias no funcionen a nivel óptimo.

Las vías respiratorias disfuncionales se asocian a una respiración disfuncional. Cuando me refiero a vías respiratorias, me refiero específicamente el conducto nasal, la faringe, la laringe y la tráquea, que juntos constituyen el tracto respiratorio superior. Algunas lesiones y problemas, que abordaré en esta sección, pueden afectar nuestras vías respiratorias de forma negativa. El primero es una postura disfuncional.

Vivimos en la era de los teléfonos inteligentes y del ordenador portátil. Permanecemos sentados ante nuestro ordenador, con la vista fija en la pantalla durante horas, tras lo cual hacemos una pausa para mirar nuestro móvil. Todos somos culpables de esto, incluso yo. Pasamos horas sentados en una mala postura mecánica, lo que provoca dolor de espalda y de cuello, y luego sostenemos nuestro teléfono móvil debajo de la barbilla. En general, todos somos conscientes de que los problemas posturales contribuyen al dolor de cuello, espalda y hombros y una disfunción mecánica de la columna vertebral, pero olvidamos fácilmente los trastornos que causan a las vías respiratorias y a la capacidad de respirar correctamente.

Te propongo otra prueba para que la resuelvas ahora. Quiero que te sientes en una postura encorvada. ¿Estás preparado? Bien.

Ahora quiero que trates de respirar hondo expandiendo el vientre, que respires con el diafragma.

¿Te ha resultado difícil? La mayoría de las personas encuentran más difícil y quizá más doloroso respirar hondo en una postura encorvada. El motivo es que cuando nos sentamos en una postura encorvada la sección mediana de la columna (la columna torácica) está inclinada hacia delante. Para expandirse y contraerse correctamente, el diafragma requiere una postura menos flexionada de la columna torácica y una posición estirada de la columna lumbar. En una postura encorvada, resulta mucho más fácil y menos doloroso respirar utilizando los músculos accesorios.

Otro problema cuando dirigimos la vista hacia abajo para mirar la pantalla de nuestro ordenador (y más abajo cuando miramos nuestro teléfono móvil) es que nuestro cuello suele permanecer en una postura flexionada durante largo rato. Esto hace que comprimamos nuestras vías respiratorias, de forma que los músculos de la faringe y la laringe no pueden permanecer tensos y permitir que las vías permanezcan tan abiertas como sea posible.

Esta parte de las vías respiratorias es también muy susceptible de que los músculos que intervienen se debiliten en otro momento: durante la noche, mientras dormimos. Los ronquidos y la apnea del sueño son problemas graves de salud y mucho más comunes de lo que la mayoría de la gente supone. En mis tiempos de adolescente y veinteañero pasado de peso, yo era uno de los millones de seres humanos que padecen apnea del sueño. Y como muchos de ellos, mi trastorno no fue diagnosticado.

La apnea del sueño suele estar causada por algún tipo de obstrucción del tracto respiratorio superior durante el sueño. La causa más común de este trastorno que he observado en mi consulta es la disfunción del nervio vago. Una debilidad del tono y la fuerza de la faringe puede hacer que la lengua caiga hacia la parte posterior de la garganta. Este problema suele afectar a personas que respiran principalmente por la boca en lugar de por la nariz. Yo era una de esas personas, y he aprendido y me he entrenado para modificar este hábito.

Estamos programados para respirar por la nariz; la boca es tan solo un órgano accesorio. A fin de cuentas, en la nariz tenemos unos pelos que filtran el aire y en la boca unos dientes para masticar la comida. Cualquier dentista te dirá que los pacientes que respiran por la boca tienen muchos más problemas bucales que los que respiran por la nariz. Respirar por la boca seca la saliva y puede considerarse peligroso. Una boca seca permite que se desarrollen bacterias sin el control de los anticuerpos en nuestra saliva, lo que causa mal aliento (halitosis), caries y todo tipo de problemas odontológicos. A menudo este problema va acompañado por una obstrucción nasal crónica. La falta de flujo aéreo a través del conducto nasal causa infecciones crónicas de los senos y goteo postnasal.

Tú puedes aprender a respirar por la nariz, y en la próxima sección hablaremos de ello con más detalle. También es importante entrenar los músculos de la faringe y la laringe para mejorar el tono muscular y el del nervio vago. Puedes aprender a hacerlo siguiendo las recomendaciones del capítulo 15.

Voz monótona

Una paciente que sufría un grave estrés emocional acudió recientemente a mi despacho. Había pasado por una dura ruptura y tenía problemas en casa con sus padres. Le habían diagnosticado el síndrome del intestino irritable y le habían recetado múltiples medicamentos para controlar estos síntomas, pero apenas había experimentado mejoría alguna. Uno de los signos que observé durante nuestra conversación inicial fue que la mujer apenas era capaz de aumentar y disminuir el tono de su voz. Tenía una voz muy monótona.

La monotonía es signo de escaso control sobre los músculos laríngeos, los cuales controlan los niveles de tensión de las cuerdas vocales. Cuando alguien tiene una voz monótona, es síntoma de que las señales no pasan con claridad a través del componente motor del vago, por lo que los músculos no reciben la suficiente información para tensar, alargar, relajar o estirar las cuerdas vocales. Esto conduce a pocos cambios en la tensión de las cuerdas y, por tanto, la incapacidad de controlar el tono e inflexión de la voz.

De inmediato recomendé a esta paciente ejercicios específicos para tonificar el nervio vago, y al cabo de dos meses la mujer observó cambios significativos en su salud y el tono de voz. Era capaz de ejercer un mayor control sobre su habla y los niveles de comunicación con sus padres mejoraron. Si te escuchas a ti mismo y a quienes te rodean con atención, podrás captar estos pequeños signos que pueden indicarte el camino a seguir.

6

SECUENCIA DIGESTIVA DISFUNCIONAL

¿Te han dicho alguna vez que comes demasiado deprisa? ¿Has contado alguna vez el número de veces que masticas cada bocado de comida? La próxima vez que comas, cuenta las veces que masticas cada bocado y el tiempo que tardas en consumir la comida.

Quizá te preguntes: «¿Qué importancia tiene esto, o qué tiene que ver con el nervio vago o con mi salud en general?». Bien, la respuesta es compleja, pero tiene mucho sentido cuando eres conciente de la importancia de la secuencia digestiva.

Cuando tienes hambre, tu cerebro recibe señales de tus bacterias intestinales y de algunas células, pidiéndote que les proporciones los nutrientes necesarios para crear energía y acumular reservas para futuras necesidades. Cada una de tus células necesita macronutrientes.

Las grasas y los carbohidratos son necesarios principalmente para la producción de energía, y las proteínas alimenticias y su componente de aminoácidos son necesarios para la producción de proteínas internas. Todos los procesos de nuestras células requieren también de micronutrientes (vitaminas y minerales) para que se lleven a cabo estas funciones. Todos los nutrientes penetran en tu cuerpo a través del tracto digestivo, pero solo si se cumple escrupulosamente la secuencia digestiva.

Mi mentor, Sachin Patel, tiene una excelente analogía que utiliza para explicar la importancia de la secuencia digestiva. Imagina que llevas tu coche a lavar a un túnel de autolavado. Tu coche está sucio y quieres lavarlo para que tenga buen aspecto. Llegas a la entrada del túnel de autolavado y esperas tu turno para entrar. Luego avanzas hasta el panel de control y tecleas tu código en el teclado para programar el lavado de tu coche y confirmar que has adquirido una opción válida. Solo después de que hayas tecleado este código correctamente se abrirá la puerta del túnel de autolavado para que puedas entrar. Acto seguido, colocas la palanca del cambio de marchas en posición neutral y dejas que el sistema lleve a cabo su tarea.

A medida que tu coche es guiado hacia el interior del túnel de autolavado, las máquinas empiezan a zumbar a tu alrededor. En primer lugar mojan tu coche con agua, tras lo cual lo rocían con un jabón espumoso tricolor. Unos trapos rotativos cepillan y giran para activar físicamente el jabón, formar la espuma y eliminar cualquier suciedad adherida al coche.

Tu coche avanza lenta y deliberadamente hacia la siguiente unidad de lavado. Es rociado de nuevo con agua, esta vez para eliminar el jabón. Mientras el vehículo sigue avanzando despacio, pasa a través del soplador de aire, que elimina el exceso de agua. Tras completarse esta última tarea, tu coche sale del túnel de autolavado resplandeciente y tan bonito como el día que lo compraste.

Este proceso es muy minucioso y lento. Es preciso que se produzca una determinada secuencia de eventos para completar la tarea y conseguir el resultado deseado. El mismo principio es importante para completar el proceso de digestión.

Un proceso digestivo óptimo tarda aproximadamente entre 16 y 20 horas en completarse, desde la ingesta de comida hasta la eliminación de residuos. Existe una marcada variación entre personas, hombres y mujeres, sanas y enfermas, pero un tiempo de tránsito de más de 24 horas se considera demasiado lento. La diarrea y el estreñimiento son problemas muy comunes que afligen a entre un 20 y un 40% de personas que se enfrentan a ellos en cualquier momento de sus vidas. Dado que la activación del nervio vago es responsable de la secuenciación digestiva y de la peristalsis, un ritmo digestivo disfuncional está en directa correlación con la disfunción del nervio vago.

Si la digestión se produce con demasiada rapidez (esto es, en menos de 10 horas), es probable que la persona sufra una mala absorción de nutrientes, mientras que una digestión que se prolonga más de 24 horas se asocia a un aumento de la acumulación de toxinas, un aumento de bacterias oportunistas y un intestino permeable. Un tiempo de tránsito más prolongado dentro del período óptimo (de 16 a 20 horas) está estrechamente relacionado con una mayor diversidad microbiana: una población más sana y diversa de bacterias en el intestino grueso.

Cuando tus bacterias intestinales y tus células deciden que tienen hambre o necesitan nutrientes, envían una señal al cerebro a través del nervio vago, induciéndote a sentir hambre. Las señales enviadas por tu microbioma te inducen a que vayas en busca de tu próximo tentempié o de comida.

En cuanto ves la comida, inicias el proceso de digerirla correctamente. Si empiezas a salivar al ver comida que tiene buen aspecto y huele de maravilla, ya has experimentado este primer paso. Tu boca se está preparando para el primer bocado produciendo saliva de tus glándulas salivales. Incluso antes de que tomes ese primer bocado, tu cuerpo ha empezado a prepararse para digerirlo. El siguiente paso consiste en tomar ese primer bocado.

Es muy importante que mastiques la comida bien. Tu boca es el único lugar en todo el tracto digestivo que tiene dientes, de modo que es el único lugar que puede descomponer físicamente el bocado que has tomado. Si no masticas cada bocado lo suficiente, los alimentos no se descomponen en trozos lo bastante pequeños para activar las papilas gustativas en tu lengua y tu boca. El sabor de cada bocado es señalado al cerebro para determinar qué cantidad de proteínas, grasas y carbohidratos están presentes. Luego, el NV envía unas señales al estómago, el hígado, la vesícula biliar y el páncreas para crear y bombear las cantidades adecuadas de jugo gástrico, bilis y enzimas digestivas. Un mal funcionamiento del nervio vago contribuye a una mala nutrición, pero esto a menudo no se tiene en cuenta.

Quizás hayas observado que los alimentos saben mejor cuando comes despacio en lugar de apresurarte. Esto se debe a que te tomas el debido tiempo para masticar y enviar señales al cerebro. Las personas que hacen esto en cada comida suelen comer menos que las que comen deprisa, pero se sienten igualmente saciadas y digieren su comida de forma más correcta. Comer apresuradamente y no masticar bien contribuye a un menor nivel de saciedad, a una mayor ingesta calórica, a una peor elección alimentaria y a una mala nutrición.

Después de masticar, el vago envía unas señales a la faringe y la laringe para que permitan que el bocado masticado pase al esófago y sea impulsado hacia el estómago utilizando la peristalsis. Cuando la comida llega al estómago, el jugo gástrico la descompone en macronutrientes y fibra indigerible. A continuación el estómago empuja la comida hacia la primera parte del intestino delgado. En este lugar, el hígado, la vesícula biliar y el páncreas liberan sus enzimas y bilis para contribuir a una mayor descomposición y absorción de los nutrientes en el torrente sanguíneo. Al ser absorbidos por el torrente sanguíneo, las grasas, los carbohidratos y los aminoácidos son transportados en primer lugar al hígado para que los filtre, y luego a través del cuerpo para ser utilizados por las células para la producción de energía y formación de proteínas.

El nervio vago facilita el desplazamiento de la fibra indigerible a través del intestino delgado y la válvula ileocecal para que alcance el colon proximal del intestino grueso. Aquí, la numerosa población bacteriana degrada la fibra (que no podemos procesar sin nuestras enzimas digestivas) en vitaminas, minerales y precursores de hormonas y neurotransmisores.

Toda la secuencia digestiva es controlada, principalmente, por el nervio vago, por el que, constantemente, circulan señales de ida y vuelta entre los órganos y el sistema central nervioso, y que requiere un bajo nivel de estrés para funcionar de forma óptima. La digestión solo puede producirse en la secuencia correcta si obtiene las adecuadas señales del NV y la cantidad necesaria de tiempo para que se cumpla cada paso. Del mismo modo que las distintas secciones del túnel de autolavado deben recibir las instrucciones correctas para estar sincronizadas y disponer del tiempo necesario para trabajar paso a paso, una secuenciación y una función digestiva óptimas requieren la transmisión correcta de información y el tiempo necesario.

Cuando comemos algo a toda prisa antes de salir de casa por la mañana, comemos en una situación estresante. Cuando tomamos nuestro almuerzo sentados frente al ordenador en el trabajo, comemos en un entorno estresante. Cuando no prestamos atención a la comida que tenemos delante, somos incapaces de enviar las señales correctas a nuestro cerebro y nuestros órganos digestivos para que el proceso digestivo funcione a un nivel óptimo. Incluso nuestras elecciones alimentarias afectan a este proceso y el nervio que lo controla.

Para optimizar la secuenciación digestiva y la transmisión de información entre el vago y el tracto digestivo y viceversa, es preciso que consumas la mayoría de tus comidas en un entorno poco estresante. Esto significa tomarte el tiempo suficiente para sentarte y consumir cada comida en un lugar relajante. Si estás en el trabajo, sal fuera o, al menos, aléjate de tu mesa. Si tienes prisa, bebe una taza de café o té en lugar de comer algo apresuradamente. Incluso el hecho de tener papeles sobre la mesa del comedor puede hacer que el entorno resulte estresante e impida una función digestiva óptima, porque puedes estar pensando en que tienes que limpiar la casa en lugar de centrarte en lo que comes. Crea un entorno relajado donde puedas sentarte cómodamente y tomar tus comidas de forma que no inicies la secuencia digestiva en un estado estresado. En la tercera parte del libro hablaremos sobre estrategias específicas.

Sobrecrecimiento bacteriano y disfunción del vago

El sobrecrecimiento bacteriano en el intestino delgado es una causa habitual de problemas digestivos. Ocurre cuando las bacterias que solo deberían estar en el intestino grueso crecen en exceso y pasan al intestino delgado, moviéndose hacia atrás. Es una causa común de síndrome del intestino irritable, la enfermedad de Crohn, la colitis ulcerativa y muchas otras enfermedades autoinmunes. Si el sobrecrecimienyo bacteriano en el intestino delgado no es tratado con protocolos básicos de hierbas y suplementos, puede hacerse recurrente.

Es necesaria la activación del vago para que empuje los alimentos hacia adelante por el tracto intestinal en una dirección. Si las bacterias se mueven en dirección opuesta, esto nos lleva a deducir que la señal enviada a través del vago es débil y permite que se produzca este movimiento. Esto puede suceder en la misma válvula ileocecal (la válvula que impide que los alimentos retrocedan desde el intestino grueso al intestino delgado) o a través de todo el tracto digestivo. Por esta razón, el sobrecrecimiento bacteriano en el intestino delgado recurrente es un problema habitual cuando el nervio vago es débil y debe ser activado.

Si te interesa conocer tu ritmo digestivo personal y el tiempo del tránsito intestinal, en el capítulo 14 hablaremos sobre el test de semillas de sésamo para comprobar el tiempo del tránsito intestinal.

Elecciones alimentarias disfuncionales

El debate más importante respecto de nuestra salud es qué tipo de estrategia dietética o plan alimentario debemos seguir. Los estudios realizados no indican que una determinada dieta sea la mejor para el nervio vago. No quiero entrar en el debate de si deberíamos seguir una dieta paleolítica, vegana, keto, pegan[1] o baja en carbohidratos, dado que existen muchos factores a tener en cuenta, y cada dieta tiene aspectos positivos y negativos.

Sin embargo, formularé algunas recomendaciones y te mostraré que las malas opciones alimentarias pueden conducir

---

1. Inspirada en dos de las dietas más populares actualmente: la paleolítica y la vegana. (*N. de la T.*)

a un mal funcionamiento del vago, a una digestión disfuncional y a deficiencias nutricionales que afectan a todas las células del cuerpo. Al margen de qué dieta decidas seguir, algunas elecciones alimentarias afectan de modo negativo nuestra salud y sabemos que causan problemas para una gran mayoría de personas.

La principal culpable en esta batalla es la comida muy procesada compuesta por ingredientes de baja calidad. La mayoría de estas comidas se encuentra entre los pasillos de tu supermercado. Son los «productos alimenticios» envasados en cajas y bolsas en el centro del establecimiento, con fechas de caducidad más largas de lo que cualquiera de sus ingredientes duraría. Los alimentos que contienen emulsionantes y conservante para prolongar su fecha de caducidad están directamente relacionados con un aumento de los niveles de inflamación y cambios en el microbioma intestinal que producen disbiosis.

¿Cuáles son estos alimentos altamente procesados que debemos evitar? En general, la mayoría de productos alimentarios que contengan más de cuatro ingredientes indicados en el paquete son una mala opción. Esto incluye productos básicos como galletas, cereales de desayuno, bebidas con azúcares o edulcorantes añadidos, etcétera. Los productos dietéticos bajos en grasa y ricos en azúcares que afirman ser bajos en calorías suelen ser también bajos en los nutrientes que desean tus bacterias y necesitan tus células. La comida rápida y los platos preparados suelen estar compuestos por ingredientes de baja calidad, que está demostrado que aumentan la inflamación y cambian en sentido negativo las poblaciones bacterianas.

Estas elecciones desencadenan el crecimiento de bacterias oportunistas y producen mayor cantidad de toxinas, principalmente LPS, que sabemos que descompone los enlaces entre las células del tracto intestinal y penetra en el torrente sanguíneo. Esta molécula tiene un efecto negativo sobre muchas de nuestras células, incluidas las células cerebrales y las células hepáticas. El LPS es utilizado por investigadores en todo el mundo para simular y producir inflamación en pacientes con el fin de realizar pruebas clínicas. En elevadas cantidades produce una situación muy grave llamada sepsis, pero en la exposición crónica a bajas cantidades, como observamos en un intestino disfuncional, el LPS causa una inflamación de menor grado.

Buena parte de los estudios muestran que la activación del nervio vago reduce la inflamación desencadenada por LPS. Los problemas aparecen cuando los niveles de estrés aumentan y la transmisión de información del nervio vago es disfuncional. Esto permite que el LPS haga estragos en las paredes intestinales y tenga efectos a largo plazo en tu sistema inmunitario, causando enfermedades autoinmunes, trastornos metabólicos e incluso cánceres.

Algunas elecciones alimentarias pueden revertir la inflamación causada por LPS y contribuir a mejorar la función del cerebro, los nervios e incluso el vago. Por volumen, el cerebro se compone de más grasa que cualquier otro componente. El cerebro y los nervios están aislados por grasa para asegurar su función. A la larga, las dietas bajas en grasas pueden causar una deficiente transmisión de información en el cerebro, en algunos nervios y en el mismo vago. Las grasas buenas en nuestra dieta pueden mejorar el aislamiento que recubre a estos nervios y activar la adecuada circulación de mensajes a través del nervio vago. Cuando ingerimos grasas alimentarías de calidad y mínimamente procesadas, nuestros intestinos y bacterias intestinales envían una señal de colecistoquinina a los nervios entéricos y al vago. Esto activa la función del nervio vago y propicia la activación de la vía antiinflamatoria colinérgica.

¿Qué debes comer y qué debes evitar? Es una pregunta compleja con una solución bien simple. Como sostiene Michael Pollan, autor del libro *In Defense of Food*, en resumidas cuentas: «Come alimentos, no demasiados, principalmente plantas». Yo lo interpreto de esta forma:

- Come alimentos auténticos. Los alimentos auténticos son frutas, verduras, cereales y pescado, carne, huevos y aves de calidad.
- No demasiados. Si comes despacio, podrás disfrutar de cada bocado y sentirte más saciado comiendo menos.
- Principalmente plantas. Aproximadamente un 75% de lo que comes debe crecer en o sobre una planta. En general, las frutas y las verduras no están procesadas, contienen buena parte de los nutrientes que tu cuerpo necesita y suelen tener un sabor más rico de lo que crees.

Hoy en día, nuestras elecciones alimentarias —productos altamente procesados— tienden a disolverse con facilidad, por lo que no tenemos que masticarlos mucho antes de tragarlos. Estimulan las nocivas bacterias disbióticas que provocan antojos de un tipo de alimentos que sabemos que no debemos comer. Debemos evitar estas elecciones alimentarias con firmeza, pues son una de las causas principales de mala salud, estrés crónico y enfermedades en el mundo moderno.

Sigue esta sencilla regla: Verde, Limpio y Magro

Yo sigo esta sencilla regla cuando elijo alimentos en el supermercado: verde, limpio y magro. Los productos verdes (plantas) deben formar la mayor parte de tu plato y tu carrito de la compra. Come alimentos limpios, lo que significa no procesados y ecológicos. Y magros, es decir, carnes y proteínas animales de calidad. Las grasas saludables también son un importante componente de una buena dieta, y las mejores opciones tienden a ser las grasas vegetales mínimamente procesadas. Personalmente, yo utilizo aceite oliva para cocinar debido a sus beneficios para la salud y a que está poco procesado.

Sustancias químicas en nuestros alimentos

¿Eliges opciones ecológicas siempre que puedes? Si no es así, deberías tenerlo en cuenta o, mejor aún, convertirlo en una prioridad. Por si no lo sabías, los efectos de los herbicidas y los pesticidas sobre nuestra salud pueden ser muy serios y tener consecuencias a largo plazo de mayor alcance de lo que imaginamos.

El principal culpable aquí es el glifosato. Es el herbicida más utilizado en el mundo, que afecta a muchos de nuestros cultivos agrícolas. El herbicida mata las malas hierbas sin matar el cultivo sobre el que es rociado. Los cultivos como el maíz, la soja, la canola, el algodón, la alfalfa y la remolacha azucarera son modificados genéticamente para que la molécula del glifosato no los afecte. Pero el glifosato despoja a estos cultivos de un micronutriente muy importante llamado manganeso, necesario para muchas funciones en nuestro cuerpo.

Los efectos del glifosato y los bajos niveles de manganeso han sido relacionados con muchas trastornos como ansiedad, enfermedad celíaca, disfunción mitocondrial, gota, trastornos hepáticos que afectan a la producción de bilis, artritis, osteoporosis, osteomalacia, enfermedad de Parkinson, enfermedades autoinmunes, desregulación autoinmune e incluso infertilidad. Uno de los principales efectos de la carencia de manganeso causada por el glifosato son altos niveles de actividad inflamatoria en el cerebro. El manganeso es necesario para que en el cerebro funcionen ciertas vías, y una carencia conduce a un aumento de activación inmunitaria y a la secreción de altos niveles de citoquinas inflamatorias. En general, éste es un proceso en el que suele mediar la actividad del nervio vago, pero, debido a que las funciones cerebrales empiezan a disminuir, la trasmisión de información del vago al cerebro también disminuye. Existen muy pocos mecanismos capaces de ralentizar la inflamación en el cerebro.

Elegir alimentos ecológicos puede reducir las probabilidades de que experimentes los efectos del glifosato. Cuando elijas alimentos, procura que sean verdes, limpios y magros. ¡Y recuerda que limpio significa ecológico!

Reflejo de saciedad defectuoso

Yo tenía muchos problemas para regular la cantidad de comida que ingería. Era incapaz de darme cuenta de cuándo me sentía lleno poco antes de concluir una comida, de modo que seguía comiendo sin parar. El reflejo neurológico de mi estómago era muy lento, por lo que comía demasiado en cada comida y me atiborraba de tentempiés. Esto fue lo que me causó un importante sobrepeso, y fue la raíz de mis trastornos de salud antes de descubrir la medicina funcional.

El reflejo de saciedad defectuoso es uno de los signos más comunes del mal funcionamiento del nervio vago en la sociedad contemporánea. Como sabemos, la epidemia de obesidad crece a un ritmo sin precedentes. Esto conduce a una tasa muy elevada de enfermedades coronarias, diabetes y cáncer. Muchos de estos trastornos están precedidos por signos de disfunción del nervio vago, y un reflejo de saciedad deficiente es uno de los signos más comunes. Otra cosa es que sea reconocido como una disfunción del nervio vago.

El nervio vago inerva el estómago y envía información al cerebro sobre el volumen de distensión del estómago. A menudo, la transmisión de esta información no alcanza un nivel óptimo hasta al cabo de cierto tiempo, y las personas cuyo nervio vago funciona muy por debajo de lo deseable tienden a tener un reflejo aún más lento. La incapacidad de sentirse lleno o saciado al final de una comida es un síntoma de que el vago es incapaz de transmitir esta información. El hecho de que vivamos en la era de la comida rápida y comamos en condiciones estresantes no hace sino exacerbar este problema. Cuando no nos tomamos el tiempo necesario para reposar y digerir en el estado parasimpático, es casi imposible que regulemos nuestra ingesta de comida y, por tanto, el nervio vago no está entrenado para indicarnos cuándo debemos dejar de comer.

Tómate un momento para pensar en tus niveles de estrés durante tus cinco o seis últimas comidas. ¿Comías en un entorno relajado, o sentado a tu mesa de trabajo delante del ordenador? ¿Disfrutabas de un ambiente distendido con tus seres queridos, o comías de forma apresurada para no llegar con retraso a una reunión importante? El entorno en el que comes determina tu capacidad de entrenar tu nervio vago para que envíe estas señales al cerebro.

7

MICROBIOMA DISFUNCIONAL

Uno de los estresores de menor grado del que probablemente no eres consciente es la población bacteriana que habita dentro de tu organismo y en tu entorno. La población bacteriana que habita en el intestino y en la piel tiene un importante efecto sobre nosotros. Y si esa población no está bien equilibrada, puede convertirse en un estresor de graves consecuencias para tu cuerpo.

En el capítulo 3 comentamos el hecho de que hay aproximadamente 100 billones de bacterias presentes en nuestro intestino grueso, comparado con los 40 a 60 billones de células humanas que componen nuestro cuerpo. Algunos estudios calculan que hay 10 veces más células bacterianas que habitan dentro de nuestro organismo y en nuestro entorno que células humanas en nuestro cuerpo. Cabe destacar que hay 150 veces más genes en nuestro micriobioma que en el genoma humano. Asimismo, está demostrado que la composición de nuestro microbioma guarda una relación directa con nuestra dieta y nuestra salud a medida que envejecemos.

Todas las enfermedades se originan en el intestino.

Hipócrates

EFECTO DEL ESTRÉS SOBRE LA FUNCIÓN INTESTINO-CEREBRO

Como sabemos, el nervio vago juega un papel muy importante en la transmisión de información hacia el intestino delgado y el grueso y desde ambos. Indica al tracto digestivo que active las células de los músculos lisos, permitiendo que estos músculos se contraigan. Esto activa la peristalsis después de una comida, y lo que se denomina complejo motor migratorio entre comidas. El NV envía también señales antiinflamatorias a las células inmunes, a fin de que el sistema aplique los frenos en caso necesario. Las bacterias intestinales también transmiten información a las células del tracto digestivo, que a continuación envían señales al sistema nervioso central a través del nervio vago.

La población bacteriana es muy importante a la hora de determinar la salud, y en la última década hemos aprendido mucho sobre sus efectos. Aunque aún no sabemos exactamente cómo se comunica el NV con el microbioma y qué aferentes vagales son activados por las bacterias intestinales, existen numerosos estudios que indican que muchos de los efectos de la microbiota intestinal sobre la función cerebral dependen en gran medida de la activación del NV y su buen funcionamiento. Los subproductos del metabolismo bacteriano incluyen moléculas muy importantes y alimenticias llamadas ácidos grasos de cadena corta, que son importantes para reducir la cantidad de inflamación en el intestino y en todo el cuerpo. El butirato es el ácido graso de cadena corta más estudiado cuya carencia se ha observado en personas con altos niveles de inflamación.

Se han realizado numerosos estudios sobre qué población bacteriana propicia un desarrollo saludable y una vida más larga. En *The Psychobiotic Revolution*, los autores resumen los estudios poblacionales de bacterias basados en bebés, niños de corta edad, adultos y ancianos para determinar qué es necesario para estar sanos.

Esto es lo que observaron según afirman Paul O'Toole e Ian B. Jeffery en «Microbiota intestinal y vejez», publicado en la revista *Science*: «Aunque no está estrechamente asociada al envejecimiento cronológico, la pérdida de diversidad en los grupos centrales de la microbiota se asocia a un aumento de la fragilidad». Esto significa que, a medida que perdemos diversidad y representación de diversos grupos de poblaciones bacterianas del microbioma, nuestra salud se resiente, lo que causa una disminución de la fuerza y el rendimiento cognitivo. Lo que comemos tanto al principio como posteriormente en nuestra vida puede determinar esta población y conducirnos a la salud o a la enfermedad. El uso excesivo de antibióticos en los primeros años de vida puede afectar negativamente a la diversidad del microbioma y aumentar nuestro riesgo de contraer enfermedades en la vejez reduciendo los niveles de bacterias firmicutes y eliminando los niveles de actinobacterias. Cuando tenemos una flora bacteriana desequilibrada y una baja diversidad de microbioma, nuestros niveles de ácidos grasos de cadena corta como el butirato disminuyen, incrementando nuestro riesgo de sufrir trastornos inflamatorios.

Como hemos comentado antes, la presencia de lipopolisacáridos (LPS) puede tener efectos dramáticos en los receptores ACh. Tiende a ser elevada en nuestro cuerpo debido a la disbiosis y al deficiente equilibrio del microbioma en el intestino. El gen que codifica el receptor nicotínico ACh en los humanos está muy influido por la presencia de LPS, por lo que es importante mantener estos niveles bajos y controlarlos periódicamente.

Asimismo, estudios preliminares en ratones han mostrado que el nervio vago es activado por la transmisión de señales procedentes de determinadas especies bacterianas. Un estudio publicado en *Proceedings of the National Academy of Science* indicaba que el *Lactobacillus rhamnosus* afectaba los niveles de ácido gamma aminobutírico en distintas partes del cerebro, mejorando los niveles de estrés y cognición. Cabe destacar que esto ocurría cuando el nervio vago de los sujetos estaba intacto. Los investigadores sugieren que estas interacciones bacterianas podrían ser una opción para tratar la ansiedad o la depresión. Otro estudio indicaba que la exposición al *Bifidobacterium longum* puede disminuir los niveles de comportamiento agitado en ratones con colitis. El efecto era notablemente más rápido y eficiente en ratones cuyo nervio vago estaba intacto. Por otra parte, las infecciones por *Campylobacter jejuni* pueden aumentar los niveles de un comportamiento agitado —ligado a la inflamación—, según un estudio de 2008 publicado en *Brain, Behavior, and Immunity*. Estas reacciones tendían a estar activadas a través de la vía vagal.

La información enviada por estas bacterias no interactúa directamente con el vago, pero las bacterias envían señales a través de las células enteroendocrinas (CEE), que componen el 1% de las células que revisten el intestino. Cuando ingerimos alimentos, nuestras bacterias interactúan con los alimentos y envían moléculas con información a las CEE, que indican al vago que aumente la motilidad intestinal, secrete enzimas y module la ingesta de comida. Las CEE transmiten información directamente al vago mediante la serotonina, o a través de hormonas como la colecistoquinina (CCK), el GLP-1 y el péptido YY, así como la ghrelina y la orexina. Estas hormonas son importantes en la transmisión de información sobre el hambre y la saciedad.

Dicho en términos más simples, los subproductos de la descomposición bacteriana de nuestra comida son señalizados a través del 1% de nuestras células intestinales a nuestro vago, que envía señales al cerebro sobre la actividad en el intestino. Es por este motivo que el nervio vago es tan importante en los casos de obesidad e ingesta excesiva de comida. Un nervio vago poco sensible se asocia a una ingesta excesiva de comida y a sentirnos menos saciados después de una comida. Esto ocurre cuando los receptores del vago son menos sensibles a la distensión del estómago cuando la comida penetra en él, o a las hormonas secretadas por las CEE en el intestino delgado y el intestino grueso.

Aunque las bacterias componen la gran mayoría del microbioma, no son sus únicos miembros. Conviene también tener presente que podemos tener también virus, hongos, parásitos protozoarios y lombrices habitando en nuestro tracto digestivo, que contribuyen a niveles de inflamación en nuestro intestino. De hecho, existen muchos parásitos que pueden tener efectos nocivos sobre el intestino y la transmisión de información de ida y vuelta del nervio vago.

Un estudio realizado por Halliez y colaboradores en 2015, publicado en *Frontiers in Cellular Neuroscience,* describe los efectos de ciertos parásitos sobre el intestino: las infecciones por *Cryptosporidium parvum* pueden conducir a una menor absorción de nutrientes debido a que los parásitos descomponen las células del revestimiento intestinal. El dolor abdominal es síntoma de una infección por *C. parvum.* El *Giardia duodenalis* es un parásito que puede alterar la motilidad intestinal, lo que tiene un efecto directo sobre el nervio vago, e impide la absorción de nutrientes debido a la descomposición de las células que revisten el intestino. Asimismo, el *G. duodenalis* tiene un impacto negativo sobre las células intestinales que contribuyen a producir serotonina, reduciendo potencialmente los niveles de la misma. La serotonina es importante para la transmisión de información de las CEE al nervio vago y para regular el estado de ánimo. Un último ejemplo es *Entamoeba histolytica,* que altera la función celular, incluido el transporte y la secreción de electrolitos y la mala absorción de nutrientes, afectando por tanto la función de todas las células, incluidas las del sistema nervioso entérico, que conduce a un fallo directo de la transmisión de información al nervio vago.

Muchos otros parásitos pueden tener importantes efectos sobre la función del intestino y la transmisión de información a los nervios, pero lo importante es tener en cuenta que estos son puntos ciegos y estresores que el sistema médico convencional suele pasar por alto. Lamentablemente, la mayoría de médicos no han oído hablar nunca de muchos de estos parásitos, y menos aún de los efectos específicos que tienen sobre el estatus nutricional, la motilidad intestinal y la función del nervio vago.

Los virus también son posibles causas de la disfunción del nervio, puesto que pueden penetrar en el cuerpo a través del intestino. Existe una hipótesis muy probable de que una infección viral del nervio vago puede contribuir al síndrome de fatiga crónica. Hay una clara correlación entre una actividad deficiente del nervio vago y los síntomas del síndrome de fatiga crónica, los cuales incluyen fatiga, cambios en el sueño, pérdida de apetito, depresión, malestar y deterioro cognitivo, así como signos clínicos de inflamación y una incapacidad de reducir la inflamación.

No obstante, puedes someterte a pruebas para comprobar el estado de buena parte de estos miembros buenos y malos de tu microbioma. En mi consulta utilizamos una prueba funcional de heces denominada prueba GI-MAP de Diagnostic Solutions Laboratory, que utiliza tecnología DNA-PCR para identificar las especies específicas de bacterias, parásitos, virus y hongos que habitan en tu intestino. Esta información nos permite determinar los pasos siguientes que debemos tomar para eliminar estos puntos ciegos que causan serios problemas de salud a las personas que los padecen.

Muchos de mis pacientes han sanado de infecciones causadas por estos parásitos, sobrecrecimiento bacteriano, levaduras y virus, que no habían sido descubiertos como la causa principal de sus trastornos hasta que vinieron a verme. Éste es el poder de la medicina y el estilo de vida funcionales. En la tercera parte del libro abordaremos más estrategias.

Está claro que la composición de tu microbioma intestinal tiene efectos muy específicos no solo sobre la función intestinal, sino sobre los nervios encargados de transmitir señales dentro del sistema nervioso entérico y a lo largo del propio nervio vago. Equilibrar la población microbiana en tu intestino es una de las medidas más importantes que puedes emprender para que tu intestino funcione a nivel óptimo y para el funcionamiento correcto del nervio vago.

8

INFLAMACIÓN CRÓNICA Y ACTIVACIÓN INMUNITARIA

La inflamación crónica es el signo más común y evidente de un mal funcionamiento del nervio vago. Lamentablemente, muchos profesionales de los cuidados de la salud pasan por alto este signo. Después de practicar las pruebas debidas para determinar y eliminar el problema principal de la respuesta inflamatoria, los niveles inflamatorios deberían disminuir. No obstante, muchas veces estos niveles no disminuyen tan fácilmente como querríamos.

La inflamación crónica puede manifestarse de diversas formas, desde un dolor artrítico de menor grado en rodillas, tobillos, caderas, hombros y muñecas hasta trastornos auto-inmunes no tratados que destruyen las células sin que nos demos cuenta. Si el nervio vago funciona de modo óptimo y es capaz de transmitir información para reducir los niveles inflamatorios, una vez que la causa del trastorno ha sido eliminada, la circulación de mensajes del vago debería ser capaz de reducir estos niveles. Mejorar el tono del vago puede ayudar a reducir estos signos inflamatorios y limitar el daño que causan sobre la función y la estructura.

Si alguien padece niveles de inflamación crónica que han persistido durante meses o incluso años, el primer paso consiste en determinar y tratar la causa principal. Como hemos explicado, muchas de nuestras células inmunes e inflamatorias se alojan en el intestino. Para confirmar que no existen desencadenantes inflamatorios el mejor sistema es practicar pruebas intestinales. A la hora de resolver estos desencadenantes, el tono del nervio vago ayuda a limitar el daño, por lo que es muy conveniente realizar ejercicios para mejorar la transmisión de información con el fin de controlar los niveles inflamatorios.

Trastornos autoinmunes

¿Padeces tú o alguien que conoces un trastorno autoinmune? La autoinmunidad es el problema de salud que crece con mayor rapidez en gran parte del mundo debido a nuestros hábitos de vida, al estrés crónico, a dietas poco saludables y al desconocimiento sobre la verdadera causa de estos trastornos. He trabajado de forma individualizada con centenares de pacientes que han sido diagnosticados con enfermedades autoinmunes como diabetes del tipo 1, esclerosis múltiple, tiroiditis de Hashimoto, soriasis, artritis reumatoide, enfermedad de Graves, enfermedad de Crohn, lupus eritematoso sistémico, enfermedad celíaca, alopecia areata y muchas otras. El único factor que todos mis pacientes tenían en común, según pude comprobar, es que no habían sido informados de cómo se había desencadenado su enfermedad.

Como sabemos, el mayor volumen de nuestras células inmunes está localizado en el intestino, en áreas del intestino conocidas como tejido linfoide asociado al intestino. Aquí es donde se producen muchas de nuestras principales respuestas inmunitarias, dado que el tracto digestivo es muy sensible a la penetración de invasores y toxinas. Estos invasores y toxinas son desencadenantes que hacen que las células inmunes se vuelvan activas y, en algunos casos, excesivamente activas.

Aunque la genética juega un papel en el riesgo de desarrollar una enfermedad autoinmune, los genes constituyen simplemente un «mapa». La razón principal de que se produzcan estas enfermedades es el conjunto de desencadenantes medioambientales. De hecho, numerosos estudios muestran que la genética determina solo un tercio del riesgo de desarrollar enfermedades, mientras que los factores medioambientales no genéticos y desencadenantes constituyen los dos tercios restantes del riesgo.

¿Cuáles son exactamente los factores que determinan el riesgo de que desarrollemos una enfermedad autoinmune? En un estudio publicado en 2016 en *Rheumatology*, Hartmut Wekerle indica que existen tres factores que desencadenan la autoinmunidad en nuestro cuerpo:

1. Un perfil genético con riesgo de desarrollar autoinmunidad.
2. Cierta cantidad de células inmunes (células T autorreactivas) presentes en el tejido linfoide asociado al intestino.
3. Un equilibrio del microbioma intestinal proinflamatorio.

No podemos cambiar nuestros genes, ni podemos determinar el número de células inmunes autorreactivas que tenemos en el intestino dispuestas a ser activadas. El único factor en el que podemos influir en estos momentos es el microbioma: el equilibrio de bacterias, parásitos, virus y levaduras intestinales que desencadenan o ralentizan la inflamación dependiendo de las señales que envía a nuestras células. La gran mayoría de señales enviadas por el microbioma son saludables. Pero cuando no alimentamos adecuadamente a nuestro microbioma, la población puede cambiar y permitir que proliferen las bacterias proinflamatorias y otros parásitos oportunistas. El desequilibrio activa el sistema inmunitario, aumenta la inflamación y desencadena las células inmunes autorreactivas en el tejido linfoide asociado al intestino.

Inflamación crónica del intestino

¿Recuerdas la analogía de los agentes de policía y el sistema inmunitario en el intestino? Las células inmunes autorreactivas —las células inmunes que monitorizan la función de nuestras células humanas— son estos agentes de policía. La persistencia durante largo tiempo de niveles altos de señales inflamatorias tiene una influencia negativa sobre el control de la función celular y causa enfermedades autoinmunes si los factores correctos no están presentes.

¿Cómo podemos averiguar si tenemos niveles crónicos de inflamación en nuestro intestino? La prueba de las heces que utilizo en mi consulta (el análisis de heces GI-MAP de Diagnostic Solutions Laboratory) es muy eficaz para indicarnos exactamente qué habita allí: cualquier bacteria capaz de desencadenar un trastorno autoinmune que envía estas señales altamente inflamatorias, así como el actual nivel de función del sistema inmunitario y la cantidad de inflamación en el intestino.

Existen otras fuentes de inflamación aparte de los desequilibrios bacterianos en el intestino, pero el desequilibrio del microbioma es sin duda la más habitual que vemos en nuestra consulta. Una dieta inflamatoria rica en productos altamente procesados de baja calidad es otra razón muy común de que aparezcan estas señales.

Como sabemos, el efecto del nervio vago es ralentizar el nivel de inflamación y controlarlo. Si enviamos repetidos mensajes de inflamación durante largo tiempo, estamos entrenando el nervio vago para que deje de tener un efecto antiinflamatoriio positivo. Por eso es muy común que a algunas personas se les diagnostiquen estas enfermedades autoinmunes entre los 30 y los 40 años. Después de más de 30 años de recibir señales inflamatorias, el nervio vago está entrenado para dejar de funcionar a modo de intervención antiinflamatoria. Entre la edad de 35 y 40 años, el tono del vago ha disminuido notablemente y deja de enviar señales antiinflamatorias. Estos trastornos suelen aparecer después del estrés del embarazo, de tener hijos y del déficit de sueño de los padres durante los primeros años de la vida de un niño: signos, todos ellos, de estresores que afectan el buen funcionamiento del nervio vago.

Inflamación debida a traumas físicos y emocionales

Mi paciente, Shelley, presentaba síntomas de profunda ansiedad, palpitaciones y acné hormonal, así como una seria preocupación sobre su aumento de peso. Había experimentado varios episodios de severo estrés en su vida: su padre y su madre habían muerto a causa de un cáncer con dos años de diferencia, y su hermano y su cuñada habían fallecido a consecuencia de graves y trágicos eventos con tres semanas de diferencia. La salud de Shelley se había resentido y sus síntomas habían empeorado a raíz de sus dos embarazos. Sus hormonas estaban alteradas, su estado de ánimo era negativo y se sentía muy desdichada. Padecía un intenso estrés emocional y bioquímico.

La inflamación es un mecanismo protector que se produce en nuestro cuerpo para protegernos de posibles daños; no solo aumenta en respuesta a señales bioquímicas del intestino. Cuando un niño se da un golpe en la cabeza o se cae, puede desarrollar un chichón o un moratón en determinada zona, que en realidad constituye una serie de células y señales celulares que se afanan en reparar el tejido dañado. Los problemas aparecen cuando las señales de inflamación se producen a lo largo de un período de tiempo más prolongado. Los niveles de inflamación son beneficiosos para el cuerpo, pero solo si están controlados por el nervio vago y la vía antiinflamatoria colinérgica.

Los signos repetitivos de inflamación debidos a un trauma físico pueden obedecer a varias razones: accidentes de coche, múltiples embarazos, esguinces o torceduras, técnica inadecuada de levantamiento de pesas y debilitamiento de los músculos son posibles fuentes de lesiones físicas crónicas y de inflamación.

Los traumas emocionales pueden incluir cualquier evento estresante que suframos y que creen un impacto negativo en nuestro estado de ánimo. Éstos son especialmente efectivos si se producen de forma sucesiva durante un período breve de tiempo. Eventos como la muerte de un ser querido, la pérdida del trabajo o de ingresos, malos tratos emocionales y psíquicos o la carga emocional de una grave lesión física que condiciona nuestra independencia son habituales en las consultas de profesionales de la medicina funcional como yo. Un evento traumático que nos cuesta superar puede colocarnos en el estado de lucha-o-huida, lo cual agrava el proceso inflamatorio. Si entonces sufrimos un pequeño trauma físico, los niveles de inflamación aumentan, causando procesos inflamatorios crónicos difíciles de controlar. Un trauma emocional puede no ser el desencadenante de la inflamación, pero propicia un estado que agrava el efecto del trauma físico.

A menudo un solo trauma físico puede ser el evento instigador que hace que aumenten nuestros niveles de inflamación más allá del límite, haciendo que aparezcan síntomas de otras enfermedades y trastornos. Algunas pacientes nos dicen que su trastorno autoinmune apareció a raíz del embarazo y el parto de sus hijos, o incluso después de un pequeño accidente de coche. En estos casos, el escenario más probable es que las señales inflamatorias apenas eran controladas por el NV, y este evento hizo que los niveles de inflamación se dispararan y superaran el volumen que el NV era capaz de controlar. Así, las señales inflamatorias aumentaron y los síntomas empezaron a aparecer con mayor claridad en las semanas y los meses que siguieron a ese evento.

Una elevada incidencia de estos eventos traumáticos sin duda causa graves perjuicios al cuerpo. En el caso de Shelley, su cuerpo y su mente habían experimentado múltiples y severos estresores en un tiempo relativamente breve. Una vez que logramos organizar su pensamiento y equilibrar sus estresores y sus hormonas, Shelley hizo importantes progresos y al cabo de cinco meses experimentó una notable mejoría en su salud hormonal, sus niveles de peso y su felicidad en general. Siguiendo nuestras pautas y esforzándose en corregir su microbioma y el funcionamiento del nervio vago, Shelley logró mejorar su salud y reducir la cantidad de estresores que su cuerpo experimentaba negativamente.

9

FRECUENCIA CARDÍACA DISFUNCIONAL

Nos dicen que el promedio de la frecuencia cardíaca en reposo es entre 60 y 100 latidos por minuto. Cuanto más tranquilo y sosegado estés, más baja será la frecuencia cardíaca, y cuanto más estresado estés, más rápidamente latirá tu corazón. Los impulsos eléctricos del nervio vago y de los nervios simpáticos dictan el cambio en la frecuencia cardíaca. Cuanto más baja es tu frecuencia cardíaca en reposo, más fuerte es tu nervio vago. Curiosamente, algunos estudios apuntan que la esperanza de vida de una persona tiene una correlación inversa con la frecuencia cardíaca en reposo: así, cuanto más baja sea tu frecuencia cardíaca, más años vivirás. De esto se desprende que un tono y una función óptimos del nervio vago se asocian a una frecuencia cardíaca baja y, por tanto, a una esperanza de vida natural más larga.

Cuando un coche hace un trompo en una carretera helada y el conductor pierde el control del vehículo, se siente de inmediato estresado y entra en estado de lucha-o-huida. Los nervios del sistema simpático se activan de inmediato y el vago queda bloqueado. Las señales de los nervios simpáticos aceleran la frecuencia cardíaca indicando que los músculos de los brazos y las piernas necesitan más sangre oxigenada para controlar el volante y pisar los frenos del coche.

Cuando el conductor logra detener el coche, los nervios simpáticos se desactivan lentamente y el vago vuelve a activarse. El efecto del vago consiste en ralentizar la frecuencia cardíaca mediante señales eléctricas rítmicas que calman.

Un signo de un nervio vago disfuncional es la incapacidad de normalizar rápidamente la frecuencia cardíaca después de un evento estresante de este tipo. La cantidad de tiempo que una persona pasa con una elevada frecuencia cardíaca y respirando de forma superficial a raíz de un evento estresante es un signo evidente de la función del nervio vago. Una persona capaz de calmar rápidamente sus nervios y ralentizar su frecuencia cardíaca tiene un nervio vago muy fuerte, mientras que una persona que tarda más tiempo en recuperar su frecuencia cardíaca en reposo probablemente sufre un tono disfuncional de su nervio vago. ¿Cómo te comportas bajo la tensión de una situación tan estresante como ésta? ¿Permaneces sereno y racional cuando te enfrentas a un escenario semejante?

También puede ocurrir lo contrario a este problema: un nervio vago descontrolado y sobreactivo. El síncope vasovagal es un serio problema causado por los nervios simpáticos poco activos y el nervio vago hiperactivo. Síncope es el término médico de desmayo. El sistema nervioso simpático actúa para aumentar la frecuencia cardíaca y la presión arterial, mientras que los nervios del parasimpático actúan sobre el corazón para ralentizar la frecuencia cardíaca y disminuir la presión arterial. Si los nervios simpáticos son débiles y los nervios del vago están sobreactivados, el resultado es una pérdida temporal de conocimiento que no es mortal.

Este trastorno puede manifestarse en personas sanas y tener efectos inmediatos devastadores. Aunque no hay indicación de efectos a largo plazo, el síncope vasovagal es signo de un equilibrio inadecuado en el sistema nervioso autónomo. Es un trastorno común que no tiene una causa clara. De hecho, existen muchas causas, y los mecanismos son muy distintos entre personas jóvenes y ancianas.

La teoría más extendida es que el desequilibrio entre la actividad simpática y la parasimpática es desencadenado por un brusco movimiento de la cabeza, como cuando nos incorporamos o nos ponemos de pie apresuradamente después de haber estado tumbados. Este cambio postural provoca un cambio en el lugar donde se acumula la sangre, del interior del pecho al interior del abdomen, y, por tanto, el músculo cardíaco se esfuerza por mantener su actividad de bombeo. Debido al cambio en la cantidad de sangre que el corazón bombea se produce un cambio significativo en la presión arterial. Los nervios del sistema autónomo se esfuerzan por mantener una presión arterial segura, pero si no lo consiguen, la presión arterial cae de golpe, lo que ocurre inmediatamente antes de que se produzca el episodio. Cuando al cabo de un momento el cuerpo consigue regular la presión arterial, la persona recupera el conocimiento y experimenta una sensación de cansancio o tiene náuseas debido a los cambios que se han producido.

Aunque este mecanismo apunta a un desencadenante físico para que se produzca el episodio de pérdida de conocimiento, no explica por qué el sistema autónomo es incapaz de regular el corazón y los vasos sanguíneos para propiciar un cambio de postura seguro. Es un tipo de disautonomía, o pérdida de capacidad de regular la actividad del sistema autónomo. Los mecanismos que conducen a la disautonomía pueden ser genéticos, como en el caso de la enfermedad de Charcot-Marie-Tooth y el síndrome de Ehlers-Danlos, o pueden ser físicamente manifiestos, como en el caso de un embarazo, un trauma físico, malformaciones de Chiari o una intervención quirúrgica. No obstante, las causas más comunes están relacionadas con problemas inmunitarios y metabólicos. Cuando las células del sistema nervioso carecen de los nutrientes necesarios para unas respuestas metabólicas saludables o sufren altos niveles de toxicidad en el cuerpo, los nervios no pueden funcionar con la suficiente rapidez. Los trastornos autoinmunes que afectan a los propios nervios, así como a los órganos inervados por el NV y los nervios del sistema simpático, son más serios. Entre estos trastornos se cuentan la enfermedad de Parkinson, la sarcoidosis, la enfermedad de Crohn, la colitis ulcerativa, el síndrome de Sjogren, la amiloidosis e incluso la polineuropatía desmielinizante inflamatoria.

Cuando alguien padece un problema como el síncope vasovagal y tiene episodios de pérdida de conocimiento relativamente comunes, a menudo es signo de un trastorno inmunitario o metabólico que no ha sido diagnosticado. Unas pruebas funcionales de laboratorio y neurología funcional nos indican las posibles causas subyacentes del trastorno, que a menudo es síntoma de que los nervios del sistema autónomo no funcionan debidamente y de la hiperventilación del vago. Los cambios en la frecuencia cardíaca, la presión arterial y la función cardíaca que no pueden ser debidamente regulados son signos de que el vago y el sistema nervioso autónomo no funcionan a nivel óptimo.

10

FUNCIÓN HEPÁTICA DISFUNCIONAL

Tu hígado realiza centenares de tareas cada segundo. Desde cuantificar y controlar continuamente el azúcar en sangre hasta filtrar toxinas de la sangre y producir sales biliares, los efectos son de gran alcance y afectan a todo el cuerpo. El hígado requiere ciertos nutrientes para funcionar de modo óptimo, al igual que el chef de un restaurante de cinco estrellas debe disponer de sus instrumentos preferidos, como cuchillos y utensilios de cocina de calidad, de lo contrario no podrá llevar a cabo su tarea con los resultados deseables.

Una de las tareas del hígado consiste en desintoxicar la sangre, filtrando y eliminando las hormonas, los neurotransmisores, los medicamentos y las toxinas que no deberían estar presentes en altas concentraciones. Las toxinas pueden producirse dentro del cuerpo como productos finales del metabolismo o como endotoxinas, que son liberadas por las bacterias y penetran en el torrente sanguíneo. También pueden existir endotoxinas como fármacos, drogas, compuestos químicos agrícolas, aditivos alimentarios, productos químicos domésticos y contaminantes. Estas toxinas pueden ser solubles en grasa o solubles en agua. El hígado utiliza un proceso de filtrado en dos fases para eliminar todas estas sustancias potencialmente dañinas de la sangre.

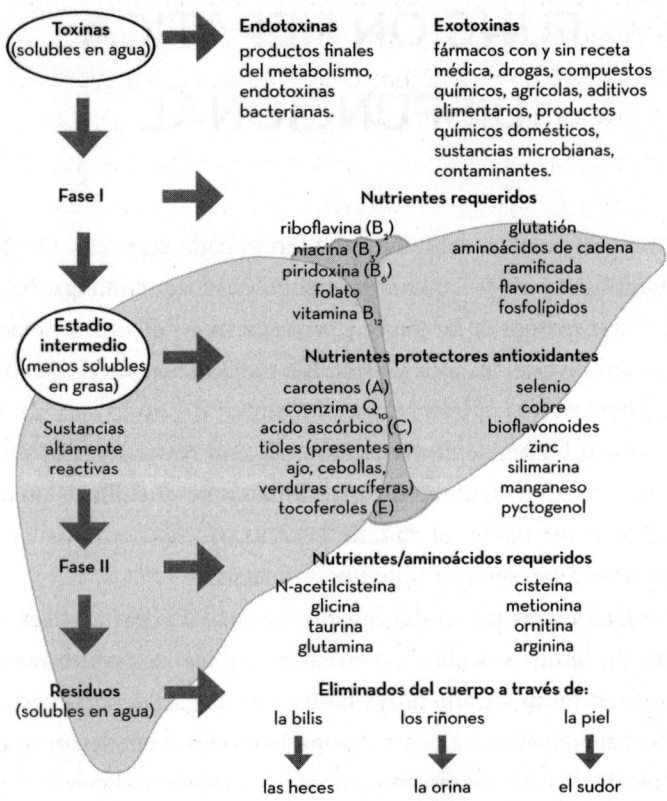

Toxinas (solubles en agua)

Endotoxinas
productos finales del metabolismo, endotoxinas bacterianas.

Exotoxinas
fármacos con y sin receta médica, drogas, compuestos químicos, agrícolas, aditivos alimentarios, productos químicos domésticos, sustancias microbianas, contaminantes.

Fase I

Nutrientes requeridos

riboflavina (B_2)
niacina (B_3)
piridoxina (B_6)
folato
vitamina B_{12}

glutatión
aminoácidos de cadena ramificada
flavonoides
fosfolípidos

Estadio intermedio (menos solubles en grasa)

Nutrientes protectores antioxidantes

carotenos (A)
coenzima Q_{10}
acido ascórbico (C)
tioles (presentes en ajo, cebollas, verduras crucíferas)
tocoferoles (E)

selenio
cobre
bioflavonoides
zinc
silimarina
manganeso
pyctogenol

Sustancias altamente reactivas

Fase II

Nutrientes/aminoácidos requeridos

N-acetilcisteína
glicina
taurina
glutamina

cisteína
metionina
ornitina
arginina

Residuos (solubles en agua)

Eliminados del cuerpo a través de:

la bilis   los riñones   la piel

las heces   la orina   el sudor

Durante la primera fase de desintoxicación se producen cinco tipos de reacciones para que las toxinas solubles en grasa se hagan menos solubles en grasa. Estas reacciones requieren muchas vitaminas del grupo B (en especial B_2, B_3, B_6 y B_{12}), folato, glutatión (uno de los antioxidantes más potentes en el cuerpo), aminoácidos de cadena ramificada, flavonoides y fosfolípidos. Muchos de los pacientes que vienen a verme presentan una carencia de la mayoría de estos nutrientes, bien porque sus dietas no los contienen o porque sus procesos digestivos no los absorben en el cuerpo.

Cuando el hígado completa la primera fase, las sustancias tóxicas tienden a ser altamente reactivas y constituyen un riesgo para la salud de nuestras células. Estas sustancias altamente reactivas se denominan especies reactivas de oxígeno, y necesitamos una serie de potentes antioxidantes que contrarresten los daños que puedan causar al envoltorio de nuestras células e incluso a nuestro ADN. Estos antioxidantes incluyen vitaminas A, C y E, la coenzima Q_{10}, tioles, selenio, cobre, bioflavonoides, zinc, silimarina, manganeso y pyctogenol.

Si el hígado tiene suficientes nutrientes (incluidos muchos de los requeridos en la fase uno), estas especies reactivas de oxígeno experimentan las seis reacciones de la fase dos para hacerse totalmente solubles en agua. Una de las reacciones se denomina conjugación de aminoácidos, y requiere ciertos aminoácidos: N-acetilcisteína, glicina, taurina, glutamina, cisteína, ornitina, arginina y metionina. Los productos finales de este proceso son toxinas solubles en agua que pueden eliminarse a través de la orina, el sudor y las heces.

Es esencial que el hígado tenga acceso a todos estos nutrientes, así como a suficientes grasas y carbohidratos que generan energía, a fin de llevar a cabo sus tareas de modo constante. De lo contrario, las toxinas pueden circular libremente por el cuerpo y dañar cualquier célula, causando altos niveles de inflamación protectora. Recuerda que el NV es esencial para evitar que la inflamación se haga crónica y tenga efectos nocivos.

En la medicina funcional, la función del hígado, incluida la desintoxicación, es absolutamente imperativa y es una de las primeras cosas que tratamos de corregir cuando iniciamos un protocolo con un paciente. Al mostrar los niveles de determinados metabolitos secretados en la orina, la prueba de los ácidos orgánicos puede darnos una clara indicación de la función hepática y los procesos de desintoxicación. Antes de atacar y reequilibrar cualquier población de bacterias intestinales, debemos asegurarnos de que los procesos de desintoxicación funcionan bien. En caso contrario, es probable que el cuerpo sufra un proceso inflamatorio crónico de menor grado que con el tiempo puede anular los efectos del nervio vago.

Un hígado altamente disfuncional a menudo se transforma en un hígado graso, lo que se está convirtiendo en un diagnóstico muy común, así como en un hígado agrandado (hepatomegalia) e incluso, potencialmente, en cirrosis hepática. Es importante tener presente que el hígado es el órgano que se regenera con más celeridad en el cuerpo. Si recibe los nutrientes adecuados, un hígado que funciona mal puede recuperarse con rapidez y empezar a funcionar a nivel óptimo para llevar a cabo sus numerosas tareas.

11

ESTRÉS CRÓNICO

Imagina que estás en el gimnasio entrenando y haciendo pesas. Sostienes una barra con pesas que levantas repetidamente desde los hombros hasta sostenerla sobre la cabeza. En cada extremo de la barra hay un peso considerable, pero tú puedes controlarlo. Te sientes bien haciendo pesas, porque sabes que esto produce un estrés beneficioso para tu cuerpo. Entrenas tus nervios y músculos para que puedan levantar este peso sobre tu cabeza, y sientes una gran satisfacción cada vez que lo consigues.

Ahora imagina que aparece alguien y añade 25 kilos en cada extremo de la barra. El peso sigue estando dentro de los límites que tú puedes levantar, pero requiere un mayor esfuerzo por tu parte. Luego aparece otra persona que añade otros 5 kilos a cada extremo de la barra. Empieza a resultarte muy difícil levantar la barra sobre su cabeza. A continuación alguien añade otros 5 kilos, y otros 5. Tienes que hacer un esfuerzo tremendo para levantar este peso, y te cuesta mucho sostenerlo. Sudas, tiemblas y temes dejar caer la barra y lesionarte. Por fin aparece alguien que te ayuda retirando los últimos 10 kilos de cada extremo de la barra. El peso vuelve a ser manejable para ti. A medida que tus niveles de estrés aumentan, tu capacidad para manejar los estresores aumenta también, pero la carga puede hacerse insoportable si no consigues controlarlos.

En esta analogía, el peso sobre la barra representa los estresores en tu vida. Todos debemos experimentar cierto estrés beneficioso para crecer. Sí, he dicho un estrés beneficioso. Estos retos nos ayudan a crecer y a sentirnos mejor. Algunos tipos de estrés beneficioso más comunes incluyen entrenar en el gimnasio; viajar para conocer otros lugares del mundo; tener un hijo y ayudarlo a crecer y convertirse en un adulto sano y feliz; y una nueva relación sentimental con los maravillosos estresores que comporta esta experiencia. Son estresores positivos que nuestro cuerpo es capaz de levantar con relativa facilidad y repetidamente desde los hombros y sostenerlos sobre nuestra cabeza.

De vez en cuando, sin embargo, aparecen estresores que añaden un mayor peso a nuestra barra de pesas. Pueden ser estresores negativos. Algunos tipos comunes de estresores negativos incluyen el estrés económico, la mala comunicación en una relación, problemas de salud y la muerte de un ser querido. Estos estresores pueden ser percibidos de modo negativo y hacer que nos sintamos agobiados por el peso que levantamos sobre nuestra cabeza. Puede ser necesario, y en muchos casos aconsejable, buscar ayuda externa para que nos ayuden a quitarnos de encima una parte de este peso de la barra de pesas.

La diferencia entre estresores positivos y negativos no consiste en que unos te ayuden a crecer y a formarte y otros te hundan. La diferencia reside en tu percepción del estrés y el efecto que tiene sobre ti. Puede que esto te parezca un tanto filosófico, pero tenlo presente, porque es un factor muy importante en tu salud. Si crees que un estresor es positivo, tendrá un efecto positivo, mientras que si crees que es negativo, ése es el efecto que tendrá sobre ti.

Aparcar el coche lejos de la entrada de una tienda o un centro comercial tiene el mismo efecto. Si crees que es negativo y la larga caminata que te espera te agobia, la percepción es negativa y afectará negativamente a tu estado de ánimo. Por el contrario, si crees que la larga caminata es una oportunidad de caminar un rato y te apetece hacer un poco de ejercicio, tendrá un efecto positivo sobre tu estado de ánimo y tu salud. Si te interesa leer más sobre este tema, te recomiendo un libro de Bruce Lipton titulado *La biología de la creencia: la liberación del poder de la conciencia, la materia y los milagros*.

Ten en cuenta que no siempre somos conscientes de todos los estresores en nuestra vida. Quizá soportamos un peso excesivo sobre la barra y ni siquiera somos conscientes de su presencia. De alguna forma, el peso que portamos se nos antoja más pesado de lo que parece. En el caso de tu salud, a menudo los estresores colocados sobre tu barra son invisibles, obligándote a cargar con un peso del que no eres consciente. Muchos de estos estresores están causados por hábitos de los que no somos conscientes. Yo los llamo «hábitos del estilo de vida», y la buena noticia es que, cuando tomamos conciencia de estos hábitos, puedes cambiarlos. Sin embargo, si no eres consciente de ellos, pueden añadir un estrés adicional a tu cuerpo. Dentro de un rato hablaremos de estos estresores con más detalle.

Nuestro cuerpo se enfrenta de la misma forma a todo tipo de estrés, bueno o malo. Pasamos de un estado confortable de reposo-y-digestión al estado de lucha-o-huida, en el que somos capaces de hacer frente al estresor y combatirlo o huir de él. El cuerpo reacciona del mismo modo ante un estrés económico negativo que ante el de entrenar en el gimnasio, y experimenta el mismo proceso que nuestros predecesores evolutivos, que tenían que enfrentarse al estrés de huir de una manada de tigres con dientes de sable y encender fuegos.

En el estado de lucha-o-huida, nos ponemos a sudar y temblar y desviamos el flujo sanguíneo de los órganos del estado de reposo-y-digestión hacia los músculos de los brazos y las piernas. En el estado de reposo-y-digestión, el nervio vago envía señales para que aumente el flujo sanguíneo hacia los órganos digestivos y las partes del cerebro que hacen que te sientas descansado.

Estos estados no son binarios. Pasar del estado de lucha-o-huida al de reposo-y-digestión no es como si le dieras a un interruptor para encender o apagar una luz. Es un continuo.

Para que nuestro cuerpo funcione de forma óptima, la gran mayoría de las veces deberíamos estar en el lado parasimpático de este continuo. Dicho de otro modo, deberíamos poder manejar sin esfuerzo el peso que portamos en la barra de pesas. Deberíamos poder cargar con ella con facilidad y funcionar bien internamente. Deberíamos activar nuestro nervio vago un 80% del tiempo, aproximadamente, y permanecer en un estado relativamente parasimpático.

No obstante, es importante que seamos capaces de pasar rápida y fácilmente al estado simpático para hacer frente a los estresores que pueden aparecer en cualquier momento. Tendemos a poder hacerlo con bastante facilidad gracias al neurotransmisor adrenalina y la hormona cortisol.

Pasamos de golpe a un estado simpático de alto grado cuando aparece de improviso un estresor. Imagina la respuesta que tendría tu cuerpo si sufrieras un accidente de coche, o si alguien que está a tu espalda apareciera de un salto ante ti. Te llevarías de inmediato un susto tremendo y te colocarías a la defensiva. Tu corazón empezaría a latir con fuerza, parpadearías pero enseguida abrirías bien los ojos para observar todo lo que sucedería a tu alrededor. Empezarías a respirar de forma rápida y superficial y te pondrías a sudar.

Para imaginar el estado parasimpático, piensa en cómo te sientes cuando estás de vacaciones, tumbado en la playa, escuchando el rumor de las olas que rompen cerca. Tu cuerpo está relajado y siente que es capaz de digerir correctamente, dormir correctamente y recuperarse de cualquier estresor que pueda presentarse. No es de extrañar que te sientas mucho mejor y más saludable cuando estás de vacaciones.

Los problemas de salud empiezan a aparecer cuando nos cuesta pasar del estado simpático al estado parasimpático. Cuando el peso que levantamos es muy pesado y nos cuesta cargar con él, nos resulta difícil pasar al estado más sosegado y confortable del reposo-y-digestión.

Este escenario habitual comporta el agobio constante de estresores y la creencia de que los estresores son negativos. Cuando permanecemos en este estado, tendemos a desconectar la actividad de nuestro nervio vago; dejamos de entrenarlo. En vez de ello, aumentamos a la larga y crónicamente la actividad de nuestros nervios simpáticos con la continua exposición a estresores de menor grado. Si esto continúa durante largo tiempo, el tono de nuestro nervio vago disminuye progresivamente y desemboca en la disfunción del NV.

¿Cuáles son estos estresores crónicos de menor grado a los que me refiero? Son los estresores del día a día: quedarte atrapada en un atasco cuando te diriges a tu trabajo, llevar a cabo todos los días un trabajo que no te llena, preocuparte por la cena que tú y tu familia tomáis cada noche cuando no la has planificado de antemano, y así sucesivamente. Existen numerosos pequeños estresores que añaden un kilo, dos kilos, cinco kilos e incluso diez kilos a la barra que sostienes, y aunque el peso de cada estresor es mínimo y no excesivo, la suma de todos estos pequeños pesos es mucho más pesada de lo que suponemos. Estos estresores causan un desequilibrio en la función de nuestro eje hipotalámico-hipofisario-adrenal (HHA), que puede inhibir nuestra capacidad de controlar los niveles de energía y estrés a lo largo del día.

Lo que nos mata no es el estrés, sino nuestra reacción a él.

HANS SELYE

Si tu cuerpo se siente agobiado la mayor parte del tiempo por un estrés crónico de menor grado, no podrás activar los procesos necesarios del nervio vago. Con el tiempo, este estado simpático de menor grado conduce a una disminución de la actividad del parasimpático, que a su vez causa un aumento de la inflamación, menor actividad de las células inmunes, mala función digestiva, una desintoxicación menos efectiva y muchos otros problemas que pueden provocar problemas de salud. Este es justamente el motivo por el que la mayoría de las personas con problemas de salud suelen padecer múltiples trastornos de salud toda su vida. Trastornos que afectan a múltiples órganos y a la salud de cada una de nuestras células.

Uno de los factores más importantes en tu salud es tu capacidad de regresar a un estado parasimpático desde el estado simpático. Los pacientes que suelen recuperarse con más rapidez y experimentan resultados asombrosos son los que aprenden a adquirir hábitos de vida positivos para pasar más rápida, eficaz y cómodamente de un estado simpático a un estado parasimpático. Para poder realizar cambios en los niveles de estrés, primero debemos ser capaces de identificar todos los estresores a los que puede estar sometido nuestro cuerpo, en especial los estresores invisibles que se producen en nuestros puntos ciegos. En la tercera parte del libro abordamos las estrategias que utilizan mis pacientes para identificar a sus estresores y crear cambios positivos.

No es el peso lo que te hunde, sino la forma en que cargas con él.

Lou Holtz

Incapacidad de resolver situaciones estresantes

En una entrevista con Jared Seigler, un amigo y colega de The Living Proof Institute, hablamos de los muchos signos comunes de la disfunción del nervio vago. Jared se refirió a pacientes que han ido a verlo para que les asesore, los cuales sufren una elevada función del nervio vago y total desgaste de los nervios del sistema simpático. Estas personas a menudo tienen serios problemas para resolver situaciones estresantes. Tienen problemas con grandes multitudes, ruidos estrepitosos y espacios reducidos. Se trata de una disfunción autónoma, causada cuando los canales vestibulares son incapaces de reprimir su respuesta emocional.

Si tus neuronas simpáticas son débiles, te será muy difícil mantener el equilibrio emocional, especialmente en estas situaciones. Con frecuencia, estos pacientes tienen también problemas con el equilibrio, dado que el sistema vestibular está ligado a la función autónoma y el control de las emociones; también tienen un mayor volumen de lágrimas de las glándulas lacrimales y de la producción de saliva de las glándulas salivares en la boca.

Son signos de una función autónoma descompensada, debido a una debilidad del sistema simpático y un dominio del parasimpático. Es posible recrear estos síntomas en pacientes mediante pruebas vestibulares básicas como ejercicios de inclinación de la cabeza o girar sentado en una silla. Estos movimientos pueden inducir cambios significativos en la frecuencia cardíaca y en la frecuencia respiratoria y conducen a una ralentización digestiva.

Como hemos comentado antes, la fuerza del cerebro se basa en la fuerza de los nervios. Para determinar la fuerza del nervio vago, debemos ponerlo a prueba contra una base de referencia y hallar la mejor solución para que este sistema funcione correctamente. En el capítulo 14 hablaremos sobre los métodos de prueba.

12

SUEÑO Y RITMO CIRCADIANO DISFUNCIONALES

¿Duermes bien? ¿Te despiertas por las mañanas sintiéndote descansado y lleno de energía? Cuando dormimos, pasamos por cinco fases cíclicas de actividad cerebral. Las fases uno y dos son de un sueño ligero, a menudo asociadas a los primeros 7 a 15 minutos de conciliar el sueño. Las fases tres y cuatro son fases de un sueño profundo y restaurador asociadas a la reparación de músculos y tejidos, crecimiento y desarrollo, potenciación de la función inmunitaria y producción de energía para el día siguiente: se trata de todas las tareas en las que media el nervio vago para ayudar a nuestro cuerpo a rendir al día siguiente a nivel óptimo. Está demostrado que la actividad del nervio vago (medida según la variabilidad de la frecuencia cardíaca) es notablemente más alta durante los estadios tres y cuatro del sueño.

La quinta fase del sueño es la del sueño de movimientos oculares rápidos (o REM, de *rapid-eye movement*). Durante esta fase, la variabilidad de la frecuencia cardíaca disminuye. Sabemos que la actividad parasimpática disminuye notablemente durante esta fase del sueño. La actividad simpática predomina durante el sueño REM, asociado a la formación de recuerdos y sueños.

A medida que envejecemos estas fases tienen lugar en distintos momentos de la noche. Pero en la edad adulta, las cuatro primeras fases suelen ser cíclicas y ocurren durante la primera parte de la noche, mientras que el sueño REM suele producirse más tarde. Este es el motivo por el que muchas personas se despiertan durante un sueño y son capaces de recordar ciertos momentos del mismo. En general, experimentamos unos cinco o seis ciclos de sueño REM cada noche, lo que significa que entramos en el sueño profundo y restaurador más o menos el mismo número de veces.

Un sueño profundo y restaurador representa el gimnasio para el nervio vago.

El nervio vago se entrena durante el sueño profundo y restaurador, las fases tres y cuatro del ciclo de sueño. Al igual que un levantador de pesas entrena un determinado grupo de músculos o un yogui entrena su cuerpo para que realice determinadas posturas, el NV tiene que entrenarse para funcionar bien. Esto significa que, si no descansas como es debido por la noche, es probable que no entres en el sueño profundo y restaurador necesario para que el vago se entrene, es decir, no estás entrenando el nervio vago. Al igual que la mayoría de otros nervios, si no lo utilizas, lo pierdes. Sin embargo, yo prefiero otra cita referente a los nervios: si no lo entrenas, le privas de la capacidad de rendir de forma óptima. Entrenar tus nervios es muy importante para que funcionen bien, y del mismo modo que el gimnasio es importante para entrenar los nervios que activan tus músculos, el sueño profundo y restaurador es un gimnasio para el nervio vago.

Acostarse a una hora óptima es esencial para permitir que el nervio vago se entrene. Las pautas nos indican que la cantidad óptima de horas de sueño son ocho.

¿Sueles ingerir una cena copiosa o un tentempié a última hora de la noche? Estudios relativamente recientes muestran que las fibras aferentes del nervio vago expresan genes de reloj en los ganglios nodosos. Esto significa que el nervio vago actúa a modo de reloj periférico sobre la base de la cantidad de comida presente en el estómago. A ciertas horas la sensibilidad a la expansión del estómago es alta, y a otras, baja. Si alguna vez tienes la sensación de haber comido demasiado, demasiado tarde por la noche, se debe a que el estómago es mucho menos sensible a expandirse durante la noche, cuando el sol se ha puesto. Si te acuestas tarde por la noche, cenas copiosamente a última hora de la noche y te sientes somnoliento o falto de energía a la mañana siguiente, es probable que el nervio vago se active en momentos inoportunos, lo que conduce a una actividad disfuncional del nervio.

Es importante no solo elegir los alimentos adecuados, sino consumirlos cuando todavía hay luz diurna y estás despierto para digerirlos bien. La sensibilidad del estómago disminuye por la noche, por lo que es más probable que comamos en exceso por la noche que a última hora de la tarde o al atardecer.

13

FALTA DE INTERACCIÓN SOCIAL

Tenemos que relacionarnos con gente. La interacción social cara a cara es muy importante para nuestra salud. Si has pasado alguna vez unos días en casa, solo, seguro que has empezado a sentirte un poco deprimido y malhumorado. Pues bien, no se trata de una sensación de tristeza e irritación que no viene a cuento. Tu nervio vago se activa cuando estás en una situación social e interactuando cara a cara con gente.

Mi mentor, Sachin Patel, me explicó que en la cárcel, el castigo cuando cometes una falta consiste en encerrarte en una pequeña celda, solo, incomunicado, sin poder interactuar con nadie durante varias horas o varios días. Preferimos estar rodeados de otros criminales convictos, incluidos asesinos, que estar solos en una celda.

Un estudio de 2009 de Schwerdtfeger y colaboradores, publicado en *Health Psychology*, mostraba que la variabilidad de la frecuencia cardíaca —un excelente método de medir el tono vagal— disminuye en personas con una menor interacción social y un estado de ánimo deprimido. Los síntomas de depresión se asocian a una falta de tono del nervio vago. Cuando pacientes que presentaban estos síntomas eran colocados en situaciones sociales, su estado de ánimo, la variabilidad de su frecuencia cardíaca y el control autónomo del corazón mejoraban: es decir, mejoraba la actividad del nervio vago.

Estos hallazgos quedaron confirmados por un estudio publicado en *Biological Psychology*, por Kok y colaboradores, un año más tarde. A un grupo de personas adultas reclutadas en una universidad se les midió su tono vagal al comienzo del programa y de nuevo al cabo de nueve semanas. Los sujetos con un mejor tono vagal mostraban un mayor aumento en su sensación de conectividad social y en sus emociones positivas. Y lo que es más importante, al término del estudio estos sujetos experimentaban un aumento en su tono vagal.

La depresión está directamente ligada a un bajo tono vagal.

Estos estudios indican que nuestros sentimientos de felicidad y positividad están directamente conectados con la actividad del nervio vago y el tono vagal. Las personas con una mayor actividad vagal se sienten más positivas y experimentan una interacción social de forma más positiva. La depresión y un bajo estado de ánimo están directamente relacionados con bajos niveles de actividad del nervio vago.

Esto significa que cuantas más interacciones sociales positivas y personales tengas, más entrenas a tu nervio vago para que funcione de forma óptima. Las personas que viven en un entorno aislado con escasa interacción social no pueden ejercitar su nervio vago para que rinda al máximo y son más propensas a padecer trastornos de salud causados por niveles inflamatorios que el NV no puede controlar. Las emociones positivas estimulan la salud física, mientras que las emociones negativas conducen a una disfunción física y a enfermedades.

TERCERA PARTE

ACTIVA TU NERVIO VAGO

14

MEDIR EL FUNCIONAMIENTO DEL NERVIO VAGO

Todo lo que puede medirse puede cambiar.

En la medicina funcional, tenemos un dicho que abrazamos y prometemos utilizar en nuestra práctica: nosotros no hacemos suposiciones, hacemos pruebas. Determinar el funcionamiento del nervio vago no es una excepción. Podemos basar muchas de nuestras recomendaciones en los síntomas que presenta un paciente, pero nada sustituye una prueba objetiva que nos indica los pasos más oportunos que debemos tomar en el caso de cada paciente.

En este capítulo, me referiré a los métodos que utilizamos para medir el funcionamiento del nervio vago y determinar si funciona de manera óptima o necesita ser ejercitado. Estos métodos consisten en medir la variabilidad de la frecuencia cardíaca, la frecuencia cardíaca, el patrón respiratorio y el tiempo de tránsito del intestino. Lo más importante que debemos tener presente es que todo lo que puede medirse puede cambiar. Si los resultados de los test de tu nervio vago indican que no funciona a nivel óptimo, puedes activarlo y optimizar su función si te esfuerzas en conseguirlo.

Variabilidad de la frecuencia cardíaca

La variabilidad de la frecuencia cardíaca (VFC) es el patrón oro para medir la función del nervio vago. Ninguna prueba es considerada una representación más potente y más precisa de los niveles de actividad del nervio vago y el tono vagal. Para medirla con el máximo rigor debe hacerse en un laboratorio utilizando un equipo costoso y sofisticado; sin embargo, por una cantidad razonable de dinero podemos medirla en casa con bastante precisión.

Recuerda que el nervio vago tiene la capacidad de ralentizar y regularizar la frecuencia cardíaca para que asuma una frecuencia cómoda en reposo. El corazón tiene cuatro cavidades: las aurículas izquierda y derecha, a través de las cuales penetra la sangre en el corazón, y los ventrículos izquierdo y derecho, que bombean la sangre a los vasos sanguíneos para que pueda circular por todo el cuerpo.

El «lub-dup» de un corazón que late representa las dos fases de los latidos. El primer bombeo del corazón —la parte «lub»— representa la acción de las paredes musculares de las aurículas izquierda y derecha bombeando sangre en los ventrículos. La parte «dup» es mucho más fuerte; esta fase representa las paredes ventriculares, más gruesas, bombeando sangre a la aorta y a la arteria pulmonar, enviando sangre oxigenada a las células del cuerpo y sangre desoxigenada a los pulmones. Después del «lub-dup» se produce un breve período de tiempo llamado «intervalo entre latidos», durante el cual no se espera que se produzca ninguna actividad eléctrica en el corazón.

La variabilidad de la frecuencia cardíaca es la medida del tiempo, en milisegundos, entre los bombeos sucesivos del corazón: el tiempo desde el fin de un «lub-dup» hasta el comienzo del siguiente «lub-dup». El hecho de que varíe y durante cuánto tiempo entre los bombeos del corazón es un importante indicador tanto de la salud cardiovascular como de la salud autónoma. Cuando más activo sea tu nervio vago, más baja será tu frecuencia cardíaca, dentro de una zona óptima, y más variable será el tiempo entre los bombeos de tu corazón.

Si tu corazón no tuviese unos nervios parasimpáticos o simpáticos que lo inervaran, bombearía aproximadamente 100 latidos por minuto (lpm). La inervación de los nervios simpáticos podría elevar la frecuencia cardíaca a 120 lpm. Una frecuencia cardíaca de unos 120 lpm es muy alta y significa que se producen aproximadamente dos latidos cardíacos por segundo. Esto significa que se producirán aproximadamente entre 400 y 450 milisegundos de tiempo entre cada bombeo de tu corazón. Cabe considerar esto una baja variabilidad de la frecuencia cardíaca (VFC), puesto que el tiempo entre bombeos permanece relativamente constante: la variación entre latidos es de 38 milisegundos a lo sumo.

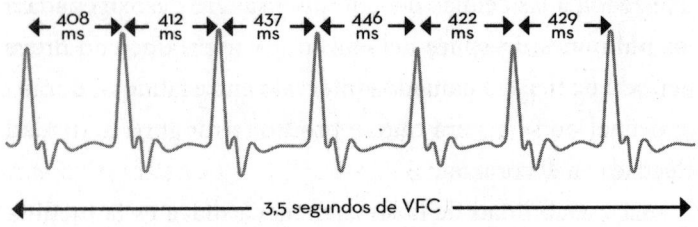

La inervación de los nervios parasimpáticos, por otra parte, ayuda a reducir la frecuencia cardíaca y aumenta la variabilidad de la frecuencia cardíaca. Cuando la frecuencia cardíaca desciende a su estado de reposo normal, podemos medir la VFC para determinar lo sana que está una persona y lo bien que funciona su nervio vago. La frecuencia cardíaca óptima se cifra entre 50 y 70 lpm, y la VFC debería ser notablemente variada entre cada bombeo. Esto se consideraría un ejemplo de alta variabilidad de la frecuencia cardíaca, ya que se producen 130 milisegundos de variación entre latidos. Cuanto más alta sea la variabilidad de tu frecuencia cardíaca, más probabilidades tienes de estar en buena forma y gozar de una buena salud cardiovascular y tono vagal. Una elevada VFC es asimismo uno de los mejores indicadores de longevidad.

A medida que la tecnología mejora y está al alcance del público en general, aparecen herramientas que nos permiten asumir el control de nuestra salud y que nos permiten medir por nuestra cuenta estos indicadores de salud. Existen dos herramientas que yo utilizo, y animo a mis pacientes a utilizarlas también.

La primera herramienta que utilizo es la Inner Balance de HeartMath. Es una excelente herramienta básica para cualquiera que desee averiguar la variabilidad de su frecuencia cardíaca y su estado de salud en general, y que al mismo tiempo quiera tomar medidas para mejorar su VFC. La herramienta Inner Balance te enseña a mejorar tu ritmo cardíaco y a enviar señales positivas de salud y longevidad al cerebro a través del nervio vago. El objetivo de HeartMath y la herramienta Inner Balance es entrar en un estado llamado coherencia y aumentar tu VFC mediante un entrenamiento regular. Cuando estamos en un estado de coherencia, nuestra VFC es alta y nuestro cuerpo funciona a un nivel óptimo.

Lo bueno de esta herramienta es que puedes utilizarla con tu teléfono inteligente (independientemente de que funcione con el sistema operativo de Apple o de Android) para transmitir información sobre tu presente nivel de función y coherencia. Con esta herramienta cualquiera puede aprender a entrar en el estado de coherencia, lo cual es muy conveniente en situaciones de intenso estrés, en especial para quienes tienden a permanecer en un estado simpático crónico.

Existen todo tipo de aparatos tecnológicos nuevos y de próxima aparición que puedes llevar encima, muchos de los cuales están dirigidos a monitorizar cómo funciona tu cuerpo. Lo más importante a tener en cuenta a la hora de decidir cómo monitorizar tu rendimiento es si vas a estar expuesto a radiaciones electromagnéticas u otros campos energéticos inoportunos, y en qué medida. Cada vez disponemos de más datos que confirman que la exposición a distintos tipos de radiación tiene efectos menos que ideales sobre nuestra salud. Muchos de mis colegas y yo utilizamos el Oura Ring porque, cuando se utiliza en modo avión, limita la exposición a peligrosas frecuencias electromagnéticas (FEM). Cuando me lo quito, puedo compartir los datos con mi móvil.

El Oura Ring monitoriza los intervalos entre latidos utilizando una técnica llamada fotoplecismografía. Lo mejor del Oura Ring es que puedes llevarlo puesto todo el rato y te proporciona datos en tiempo real durante toda tu ajetreada jornada, a diferencia de otros dispositivos que te colocas en determinados momentos. El Oura Ring puede monitorizar tu estado actual, tu recuperación después de ejercicios de resistencia o entrenamiento, si estás preparado para realizar un nuevo ejercicio, cualquier merma en tu actividad que indique una infección o un resfriado (incluso antes de que tengas síntomas), la calidad de tu sueño, la forma en que tu cuerpo afronta el estrés e incluso si estás deshidratado (lo que puede causar una disminución de la VFC). (Si decides adquirir uno, visita OURAring.com y utiliza el código especial «vagus» para obtener un descuento sobre tu compra.)

Frecuencia cardíaca en reposo y recuperación de la frecuencia cardíaca

La frecuencia cardíaca en reposo es fácil de medir y te indica cómo funciona tu cuerpo. Teniendo en cuenta que el ritmo medio de la frecuencia cardíaca en reposo suele cifrarse entre 60 y 100 lpm, pero que sin una estimulación autónoma la frecuencia cardíaca sería aproximadamente de 100 lpm, cabe deducir que cuanto más baja sea tu frecuencia cardíaca dentro de un rango óptimo, más fuerte será la transmisión de información de los nervios parasimpáticos al corazón.

Una frecuencia cardíaca óptima en una persona sana debería estar en torno a 50 a 70 lpm. Muchas personas atléticas comprueban que su frecuencia cardíaca es más baja, entre 50 y 60 lpm, mientras que personas menos activas pero sanas suelen tener una frecuencia cardíaca entre 60 a 70 lpm. Nuevos estudios muestran que una frecuencia cardíaca en reposo por encima de 76 lpm está ligada a un mayor riesgo de infarto de miocardio. De hecho, el riesgo de morir por cualquier causa está estrechamente relacionado con un aumento de la frecuencia cardíaca tanto en hombres como en mujeres. A medida que la frecuencia cardíaca de un corazón en reposo aumenta, mayor es el riesgo de morir por cualquier causa, en especial un problema cardiovascular.

Después de hacer ejercicio, es importante medir la rapidez con que tu frecuencia cardíaca recupera su ritmo en reposo. El ejercicio y el entrenamiento de alta intensidad reducen la frecuencia cardíaca al cabo del tiempo, y el entrenamiento constante se asocia a tiempos de recuperación más rápidos. Si te lleva largo rato recuperarte después de una sesión de ejercicio, es signo de una mala salud cardiovascular y un bajo tono vagal; recuerda, una buena transmisión de información del vago es imprescindible para reducir la frecuencia cardíaca y mantener el ritmo del corazón en reposo. Una recuperación óptima después de hacer ejercicio comporta una disminución de 12 lpm cada minuto, mientras que las personas con problemas de salud tardan más tiempo y suelen tener una disminución de menos de 12 lpm.

Para medir la recuperación de la frecuencia cardíaca, mide tu frecuencia cardíaca en reposo varias veces mientras estás relajado. Puedes utilizar tu móvil o un dispositivo que lleves encima para obtener un resultado relativamente preciso y registrar esta cifra. A continuación, realiza tus ejercicios habituales o tu rutina de entrenamiento y mide tu frecuencia cardíaca inmediatamente después de la sesión, utilizando el mismo método que antes. Mídela de nuevo al cabo de 2 minutos, 4 minutos y 6 minutos. Después de 2 minutos, tu frecuencia cardíaca debería disminuir en más de 24 lpm, después de 4 minutos en más de 48 lpm, y después de 6 minutos debería ser muy similar a tu frecuencia cardíaca en reposo habitual. Esto depende, por supuesto, de lo rigurosos que sean tus ejercicios de entrenamiento y si son aeróbicos (por ejemplo, *running*) o anaeróbicos (por ejemplo, levantamiento de pesas).

Si mides tu frecuencia cardíaca y tu VFC de forma periódica, observarás un aumento en la VFC después de hacer ejercicio; tu nervio vago permanece muy activo durante el proceso de recuperación mientras trabaja para reparar los tejidos. Si los ejercicios aeróbicos y anaeróbicos ejercitan y tonifican los músculos, el corazón y los nervios vertebrales, la recuperación es la sesión de entrenamiento para el nervio vago. Cuanto más entrenas, más te recuperas, y más eficazmente se activará tu nervio vago la próxima vez que hagas ejercicio. Es por este motivo que los tiempos de recuperación mejoran en quienes practican ejercicio regularmente: el NV se entrena para llevar a cabo su tarea con mayor eficacia y mejor tono.

Prueba del patrón de respiración paradójica

¿Utilizas tu diafragma para iniciar tu respiración? ¿Tus patrones respiratorios son irregulares y hacen que tu nervio vago no funcione a nivel óptimo? Ésta es una prueba muy simple y una herramienta que puedes utilizar para entrenarte para respirar con el diafragma.

Siéntate recto en una silla o túmbate con la espalda sobre el suelo. Coloca tu mano derecha en el centro del pecho y tu mano izquierda en el centro de tu vientre. Ahora respira hondo. Si tu mano derecha se mueve más que la izquierda, significa que no respiras de modo correcto. Durante la fase de inhalación, nuestro vientre debería alzarse y descender más que nuestro pecho, de modo que si respiramos correctamente, nuestra mano izquierda debería alzarse y descender más que nuestra mano derecha.

Muchas personas comprueban que su pecho se mueve más que su vientre. Esto es signo de respiración paradójica e indica que alguien no utiliza su diafragma para respirar plena, profunda y correctamente. Si respiras paradójicamente, no te preocupes, porque puedes entrenarte para respirar de nuevo de forma adecuada. Simplemente tienes que esforzarte en practicar a diario para aprender de nuevo los patrones que utilizabas hace tiempo, cuando eras un niño. Ver página 153 para los ejercicios de respiración.

Prueba de tiempo del tránsito intestinal con semillas de sésamo

¿Tu tracto digestivo mueve adecuadamente la comida que ingieres? ¿La mueve a un ritmo óptimo y saludable? Como hemos explicado en el capítulo 6, debemos procesar y descomponer nuestros alimentos a un determinado ritmo para que nuestro cuerpo reciba los importantes nutrientes que provienen de la comida que ingerimos. La prueba de tiempo del tránsito intestinal con semillas de sésamo nos ofrece cierta información sobre cómo funciona nuestro tracto digestivo y si debemos realizar algunos cambios para favorecer nuestra salud. Lo único que necesitas para esta prueba es una cucharada de semillas de sésamo doradas o amarillas, una taza de agua, un reloj, un bloc y un bolígrafo.

Sabemos que nuestro intestino carece de las enzimas para digerir y descomponer semillas de sésamo (parecidas al maíz), por lo que resultan muy útiles para esta prueba. También sabemos que el nervio vago es la fuerza motora de la peristalsis y que mantiene el tracto digestivo moviéndose a un ritmo óptimo. Cualquier variación de este ritmo puede indicar una pérdida de control del NV u otra disfunción digestiva.

A continuación te indico cómo debes realizar esta prueba. En primer lugar, añade las semillas de sésamo a la taza de agua y remuévelas. Luego bébete el contenido de la taza evitando masticar las semillas. Comprueba la hora que es y anótalo en tu bloc o en tu teléfono móvil. Luego espera hasta la próxima vez que tengas que ir al baño para evacuar el vientre. Cada vez que tengas que ir al baño para evacuar, comprueba si observas semillas de sésamo en las heces. Anota los tiempos y sigue comprobándolo hasta que ya no veas más semillas. El tiempo óptimo en que deberías ver que empiezan a aparecer semillas en las heces es unas 12 horas después de ingerirlas, y lo más tarde, 20 horas. Ver semillas 16 horas después de haberlas ingerido indica una secuencia digestiva y una función óptimas.

Si tu cuerpo expulsa las semillas rápidamente, significa que tu tracto digestivo no trabaja con la suficiente eficacia y el NV no señaliza de forma óptima. Si tu cuerpo elimina las semillas muy despacio, significa que la actividad del vago ha decrecido. En cualquier caso, es recomendable que te sometas a una prueba de tu microbioma intestinal, ya que puede indicar la causa del fallo en el tiempo del tránsito intestinal y una transmisión de información potencialmente deficiente del nervio vago.

* * *

Ahora que hemos aprendido unos sencillos métodos para medir la actividad del NV y determinar cómo funciona nuestro sistema nervioso parasimpático, podemos abordar los ejercicios y las tareas que mejoran la función de este nervio y contribuyen a equilibrar los sistemas cardiovascular, respiratorio, inmunitario, digestivo y de desintoxicación de nuestro cuerpo.

15

EJERCICIOS PARA
ACTIVAR EL NERVIO VAGO

En este capítulo, abordaré cada una de las prácticas y ejercicios activos que puedes realizar para activar tu nervio vago sin tener que adquirir un material costoso. Muchos de los estudios sobre el tema confirman que los ejercicios activos practicados con regularidad son tan efectivos (si no más efectivos) que adquirir herramientas para estimular el NV. A partir de la página 198 hallarás un resumen de los protocolos diarios y de los objetivos semanales y mensuales.

Todas las prácticas y ejercicios que comentaremos en este capítulo han demostrado su eficacia para mejorar el tono vagal. Es importante tener presente que el nervio vago no solo es un nervio transmisor de información del sistema parasimpático. El NV tiene cuatro componentes distintos, cada uno de los cuales puede ser estimulado para una óptima transmisión de información y activación de los otros tres componentes. Estos componentes son:

1. sensación de la piel desde la sección central de oído;
2. inervación motora de la faringe y la laringe;
3. inervación parasimpática del corazón, los pulmones y otros órganos; y
4. neuronas aferentes del vago que envían señales al cerebro a través de las fibras viscerales.

Ten presentes estos cuatro componentes mientras repasamos estas opciones de ejercicios.

Ejercicios respiratorios

El primer paso y más efectivo para estimular de manera positiva tu nervio vago es aprender a respirar correctamente. Dicho simplemente, la respiración torácica rápida y superficial es un signo de estrés que activa la rama simpática, mientras que la respiración diafragmática lenta y profunda es un signo de relajación, que activa el nervio vago.

La respiración es nuestra ventana al sistema nervioso autónomo.

JARED SEIGLER

La gran mayoría de personas no hemos aprendido a respirar correctamente. De hecho, nos hemos entrenado subconscientemente para olvidar la mecánica correcta de la respiración. Si aún no has realizado la prueba del patrón de respiración paradójica en la página 150, te recomiendo que la hagas ahora. Los patrones correctos de respiración están directamente ligados a la función del sistema nervioso autónomo, y unos patrones respiratorios alterados indican que el cuerpo está bajo estrés. Este hecho queda aún más patente si tenemos en cuenta que la persona media respira aproximadamente unas 23.040 veces al día.

Cuando queramos aprender la forma más eficiente y efectiva de respirar, debemos fijarnos en los líderes y los ejemplos que viven entre nosotros. Piensa en algunos de los cantantes de nuestra época. Si has asistido alguna vez a un concierto o a la ópera, habrás observado que los grandes cantantes pueden cantar una serie de canciones sin hacer apenas una pausa. En las canciones grabadas por grandes artistas como Frank Sinatra, Aretha Franklin y Celine Dion, éstos apenas dan la sensación de que se quedan sin aliento o no pueden sostener una nota porque han aprendido los patrones respiratorios correctos. Los cantantes de ópera son los maestros en el arte de respirar del planeta; han aprendido a controlar la función de su diafragma al tiempo que mantienen la vibración de sus músculos vocales.

Otro grupo que debemos tener en cuenta son los atletas de élite: son los mejores de los mejores, los que no se vienen abajo bajo presión. Estrellas como Michael Jordan, Tom Brady, Cristiano Ronaldo, Tiger Woods, Wayne Gretzky, Nolan Ryan, Ken Griffey jr. y Babe Ruth tenían una cosa en común: eran capaces de controlar sus niveles de estrés haciendo que sus patrones respiratorios siguieran siendo óptimos cuando llevaban a cabo sus respectivos cometidos profesionales. Para rendir a un nivel tan alto, estos atletas aprendieron a conservar la calma bajo circunstancias de intenso estrés utilizando un patrón respiratorio lento, relajado y cómodo. Tú también puedes aprender a crear un patrón respiratorio óptimo que indique a tu cuerpo que no estás bajo estrés, optimizando la transmisión de información a través del nervio vago y el sistema nervioso parasimpático.

Diversos estudios sobre el tema indican que los ejercicios de respiración lenta son muy efectivos para mejorar la variabilidad de la frecuencia cardíaca. Un estudio mostraba que ralentizar tu frecuencia cardíaca a seis respiraciones completas por minuto durante cinco minutos podía aumentar de inmediato la VFC. Si individualizamos esto, el efecto sobre la VFC es aún más efectivo. Determinar la frecuencia respiratoria lenta que resulta óptima para ti tiene un efecto muy positivo sobre tus niveles de VFC.

Sigue estos simples pasos para practicar este ejercicio:

1. Siéntate recto sin apoyar la espalda contra nada.
2. Exhala por completo para expulsar todo el aire de tus pulmones.
3. Apoya la mano derecha sobre el pecho y la mano izquierda sobre el vientre, justo encima del ombligo.
4. Respira hondo por la nariz de cinco a siete segundos, dejando que se expanda solo tu vientre (sintiendo que solo se mueve tu mano izquierda).
5. Aguanta la respiración entre dos y tres segundos.
6. Exhala por la boca de seis a ocho segundos, dejando que tu vientre se contraiga (sintiendo que solo se mueve tu mano izquierda).

7. Aguanta la respiración, sin dejar que entre aire en tus pulmones, de dos a tres segundos.
8. Repite los pasos 4 a 7 tantas veces como te resulte cómodo durante cierto tiempo.

Dedica cada día cinco minutos a practicar una respiración abdominal profunda y tu cuerpo te lo agradecerá. Para obtener los mejores resultados, practica este ejercicio numerosas veces al día, en especial en situaciones de estrés. Incluso un minuto concentrándote en respirar lenta y profundamente puede tener efectos positivos sobre tu estado de ánimo, tus niveles de estrés y tu salud en general. Para que este ejercicio sea aún más efectivo cuando lo practiques, procura focalizar tu atención en respirar por la nariz en lugar de por la boca.

Si has aprendido a realizar este sencillo ejercicio de respiración profunda y estás dispuesto a abordar algo un poco más difícil y avanzado, te recomiendo que practiques el ejercicio respiratorio de Wim Hof. Wim Hof es, según Google, un holandés «temerario», aunque, después de haber aprendido su método, yo lo considero un visionario. También es conocido como «el hombre de hielo», puesto que su entrenamiento y su metodología comportan el uso de ejercicios respiratorios y exposición al frío, así como una profunda dedicación a esta práctica. Para informarte sobre su método y para seguir su cursillo gratuito *online*, visita su web www.wimhofmethod.com.

Patrones respiratorios durante el sueño

Después de hablar de la importancia de los patrones respiratorios óptimos cuando estamos despiertos, ha llegado el momento de preguntar: ¿qué pasa cuando dormimos? Una persona media necesita entre siete y ocho horas de sueño restaurador cada noche, durante las cuales respira unas 7.200 veces. Esto es importante, porque casi un tercio de las veces que respiramos lo hacemos cuando no estamos despiertos. Podemos aprender a respirar de forma óptima cuando estamos conscientes y controlamos nuestros actos, pero ¿y cuándo estamos dormidos?

Los estudios muestran que cuando dormimos tendemos a respirar de nuevo de forma incorrecta. Esto es importante, porque la obstrucción de las vías respiratorias puede afectar nuestra salud y nuestras funciones corporales negativamente cuando no estamos totalmente despiertos. La apnea obstructiva del sueño es un problema creciente que debemos abordar si queremos mejorar nuestra salud. Yo he padecido apnea del sueño y sé que muchos de vosotros también experimentáis los síntomas, aunque no lo sepáis. Yo no me di cuenta de que tenía este problema hasta que me casé. Mi esposa me dijo que por las noches yo dejaba de respirar de pronto, sin motivo alguno, y que roncaba sonoramente. Como puedes imaginar, esto afectaba negativamente mi sueño y enviaba señales de estrés a mi cuerpo, puesto que me ahogaba varias veces durante la noche. Además, indicaba que mi nervio vago no funcionaba a nivel óptimo. Los síntomas mejoraron cuando conseguí eliminar gran parte del exceso de grasa de mi cuerpo, pero seguían apareciendo de vez en cuando, en especial cuando estaba muy cansado antes de conciliar el sueño. Fue un verdadero problema hasta que aprendí a utilizar una magnífica herramienta gracias a un colega y amigo, Mike Mutzel, y al doctor Mark Burhenne, doctor en odontología, que fue entrevistado por Mike en su pódcast High Intensity Health. Esta herramienta consiste en taparte la boca con cinta adhesiva, y yo la utilizo todos los días.

Al igual que yo, Mike padecía una leve apnea del sueño. En el pódcast, el doctor Burhenne habló de esta excelente herramienta y los beneficios que ofrecía. Cuando dejamos de respirar por la nariz, empezamos de inmediato a utilizar la boca para respirar. Con el tiempo, la pérdida de flujo de aire a través del conducto nasal tiene efectos negativos sobre el microbioma nasal y las células de las paredes del conducto nasal. Esto provoca la obstrucción de estos conductos nasales, goteo postnasal y un aumento de las respuestas histamínicas, como las alergias estacionales.

La herramienta del doctor Burhenne consiste en colocarte un trozo de cinta adhesiva sobre la boca para cerrar tus labios mientras duermes. Esto obliga al flujo de aire a pasar a través de la nariz mientras duermes. Ninguna herramienta ha resultado más efectiva para mejorar mis patrones respiratorios, permitiéndome obtener un sueño más profundo y restaurador y reduciendo mis alergias.

Cuando respiramos por la boca es mucho más difícil utilizar el diafragma para respirar, pero cuando respiramos por la nariz nos resulta natural y habitual. Varios estudios sobre VFC muestran que cuando respiramos por la nariz, en lugar de respirar patológicamente por la boca, mejoramos la función del nervio vago. Practicar ejercicios respiratorios activos de día y taparnos la boca con cinta adhesiva por la noche son una potente combinación de herramientas que cualquiera puede utilizar para mejorar sus patrones respiratorios de día y de noche.

Obtener un buen sueño restaurador

Todos sabemos lo importante que es obtener un buen sueño restaurador por la noche. Aquí te propongo unas herramientas que puedes utilizar como parte de tu rutina a la hora de acostarte para aumentar las probabilidades de conciliar un sueño saludable y restaurador. Estudios sobre la variabilidad de la frecuencia cardíaca han demostrado que dormir bien por la noche mejora el equilibrio autónomo.

Eliminar la exposición a la luz azul por la noche

Las longitudes de onda de luz cambian a lo largo del día, y nuestro cuerpo tiene que adaptarse a sus señales. Por la mañana, cuando amanece, la luz es muy cálida, en las longitudes de onda rojo/amarillo. Al mediodía, la luz es más azul e intensa. De nuevo, al atardecer, cuando se pone el sol, la luz adquiere una tonalidad roja/amarilla. Éstas son las señales que nuestro cuerpo utiliza para indicarnos la hora que es, y qué hormonas y señales debemos secretar a determinadas horas del día.

Nuestras pantallas, incluidos el ordenador portátil, el televisor, el teléfono móvil y la tableta, emiten una onda de luz azul. Si miramos nuestras pantallas por la noche antes de acostarnos, enviamos una señal a nuestro cuerpo indicando que es mediodía. Esto ralentiza la secreción de melanina, una importante hormona necesaria para ayudarnos a relajarnos y dormir bien. Algunos dispositivos incorporan filtros de luz azul, pero la mayoría no.

Para reducir la exposición a la luz azul sin dejar de utilizar los dispositivos y las pantallas por la noche, puedes:

- Activar Night Shift en tus dispositivos Apple.
- Descargar Twilight en dispositivos Android.
- Descargar f.lux o Iris en tu ordenador (Mac o Windows).
- Utilizar gafas de sol que bloquean la luz azul si miras la televisión.

Si decides utilizar gafas de sol que bloquean la luz azul, te recomiendo las gafas de sol TrueDark Twilight, que incorporan una tecnología punta para bloquear la luz azul.

En lugar de mirar tu pantalla por la noche, te recomiendo que leas un libro físico o dediques esos momentos a pasarlos con tus seres queridos o amigos, puesto que la conectividad social es otra excelente forma de mejorar la función del nervio vago.

Apaga los dispositivos electrónicos por la noche

Una de las mejores cosas que he hecho por mi salud fue cancelar mi suscripción a plataformas de televisión por cable. Esto me obligó a dejar de mirar la televisión por la noche. Desde entonces he tomado medidas para reducir el uso de dispositivos electrónicos por la tarde y por la noche, lo cual me ha aportado una mayor calidad de sueño.

Cargar tus dispositivos como el móvil o la tableta en otra habitación, apagar los *routers* de wifi con un temporizador automático e incluso colocar tus dispositivos en modo avión son excelentes medidas para dejar de utilizarlos por la noche.

No comas ni bebas a última hora de la noche

Las visitas al baño por la noche interrumpen el sueño restaurador. Si comes o bebes a última hora de la noche, preparas a tu cuerpo para que tenga que ir al baño por la noche. Es preferible que cenes al menos dos horas antes de irte a dormir y bebas el último vaso de agua al menos una hora antes de acostarte. ¡Tu cintura y tus niveles de energía te lo agradecerán al día siguiente!

Ama tu espacio

Dormir en un espacio limpio y ordenado es imprescindible para mejorar la calidad de tu sueño y tu salud. Si tu dormitorio está hecho un desastre, no puedes evitar irte a dormir pensando que tienes que limpiarlo y ordenarlo. Esta energía negativa penetra en tu mente y altera tu sueño, lo cual añade estrés al cuerpo y desconecta el sistema parasimpático de recuperación por la noche.

Pide que te hagan una valoración *feng shui* sobre tu espacio para asegurarte de que está organizado de forma que atrae una energía positiva para ayudarte a sentirte bien y permitir que crezcas. Limpia y organiza tu espacio periódicamente, dado que esto tiene un efecto directo sobre tu estado de ánimo y tus niveles de energía. Te recomiendo que leas *Todos los secretos de la magia del orden: La magia del orden: La felicidad después del orden* por Marie Kondo para averiguar cómo un espacio limpio transforma la energía en tu cuerpo.

Dormir de costado

Un estudio de 2008 de Yang y colaboradores, publicado en *Circulation Journal,* comparaba los niveles de VFC en distintas posiciones durante el sueño. El propósito del estudio era determinar la mejor posición para pacientes aquejados de enfermedades de las arterias coronarias comparado con los que no padecían un bloqueo de sus coronarias. Los investigadores comprobaron que yacer boca arriba era la peor posición para los niveles de VFC, tanto para pacientes sometidos a pruebas clínicas como para pacientes de control, mientras que yacer de uno u otro costado mostraba una sensible mejoría en los niveles de VFC. Cabe destacar que los investigadores observaron que era preferible dormir sobre el costado derecho para la modulación vagal, especialmente en el grupo de control.

Esto significa que dormir boca arriba, o permanecer tumbado boca arriba durante largo rato, tiene efectos negativos sobre la función del nervio vago, mientras que dormir de uno u otro costado (preferiblemente el derecho) mejora el tono del nervio vago. Esto se debe a que cuando estás tumbado boca arriba es más probable que tus vías respiratorias se cierren, puesto que tu lengua puede caer hacia atrás debido a la ley de la gravedad. Cuando yaces de costado no es tan fácil que esto ocurra. Recuerda, es esencial que las vías respiratorias permanezcan abiertas para el control de la respiración, tanto en términos de frecuencia respiratoria como de profundidad respiratoria.

Para que te resulte más fácil dormir de costado, te recomiendo que te coloques una almohada entre las rodillas mientras duermes. Esto te obliga a permanecer tumbado de costado mientras duermes e impide que duermas boca arriba.

Exposición al frío

¿Te has zambullido alguna vez en un lago o un estanque cuyas aguas estaban heladas y has tenido la sensación de que te congelabas? Los dientes te castañetean y tu cuerpo empieza a tiritar de modo incontrolable. Tampoco consigues controlar tu respiración. Respiras de forma muy rápida y superficial y no puedes relajar tu diafragma lo suficiente para calmarte y respirar profundamente.

Como puedes imaginar, este escenario es ideal para activar tu sistema nervioso simpático y la respuesta de lucha-o-huida. Tu cuerpo se esfuerza en sobrevivir a corto plazo, lo cual tiene un efecto inmediato sobre cómo reacciona tu cuerpo. Tu respiración es rápida y superficial, tu frecuencia cardíaca aumenta y en estos momentos tu cuerpo no desea digerir de forma óptima. Este esfuerzo a corto plazo tiene como propósito sobrevivir.

Quizá te sorprenda saber que a la larga esto tiene el asombroso efecto de activar el sistema nervioso parasimpático. Una continua exposición al frío intenso, o crioterapia, te enseña a regular tu respiración, lo cual tiene en general un efecto positivo sobre la activación del vago y un notable efecto antiinflamatorio sobre todo el cuerpo.

La exposición periódica al frío es uno de los métodos más efectivos y fáciles de activar y sanar un nervio vago disfuncional. La manera más simple de incorporar esto en tu vida es añadir una exposición al frío cuando te duchas. Un buen consejo que doy a muchos de mis pacientes es que se duchen a una temperatura normal y al final reduzcan la temperatura del agua lo más posible y dejen que el frío les impacte en la cabeza y la nuca durante el último minuto de la ducha. Al principio tu sistema recibirá un *shock* y alterará la forma en que respiras. Tu objetivo durante estos momentos es esforzarte en controlar tu respiración y respirar hondo tantas veces como puedas. Si eres capaz de entrenar a tu cuerpo a respirar mientras experimentas frío, tu nervio vago se reforzará y tu cuerpo gozará de un sistema nervioso parasimpático y un nervio vago que funcionarán a nivel óptimo. Cuando este minuto te sea más fácil de soportar, puedes añadir uno o dos minutos de exposición al frío a la semana, ¡hasta que te duches todo el rato debajo de un chorro de agua helada y en tu rostro se pinte una gran sonrisa de satisfacción!

La crioterapia es una ciencia emergente de eficacia probada que se utiliza para ayudar a reducir la inflamación y activar la sanación a través del sistema nervioso parasimpático. La gran mayoría de atletas profesionales, y artistas como Tony Robbins, utilizan la crioterapia después de cada partido o actuación. El señor Robbins asegura que ha mejorado su salud y que tiene grandes beneficios sanadores.

Incluso Wim Hof, el creador del método Wim Hof, incorpora la exposición al frío a su método debido a sus increíbles beneficios sanadores. Es conocido como el hombre de hielo porque toma periódicamente baños de agua helada con sus clientes y les enseña los beneficios de la exposición al frío. Si te has acostumbrado a las duchas frías y ya no producen el mismo efecto, intenta practicar senderismo en una montaña vestido solo con unos *shorts* y unas botas. Si buscas en Google una imagen de Wim lo verás haciendo justamente eso.

Tararear, canturrear y recitar

Otra forma de activar tu nervio vago es estimular y utilizar los músculos voluntarios a los que transmite señales. Cuando activas estos músculos, estimulas los centros del tronco encefálico que envían señales a través del vago, no solo los centros de control muscular, sino todos los que los rodean.

Cuando tararees o canturrees activas los músculos laríngeos, que reciben señales directamente de las ramas laríngeas superior y recurrente del NV. Éstas permiten que nuestras cuerdas vocales se tensen y relajen en función de la tensión muscular, lo que determina el nivel del tono de nuestra voz. Cuando tarareamos, activamos y hacemos vibrar estos músculos y estimulamos el vago para que envíe estas señales.

Quizá conozcas la sílaba sagrada hindú «om» que se utiliza para crear una vibración profunda en la garganta cuando es recitada en voz alta. La vibración de «om», que según dicen vibra al nivel de resonancia de dios, tiene una estrecha afiliación espiritual en la práctica del hinduismo. En otras culturas utilizan vocablos simples, como amin, ameen y amén; sin embargo, todos están vinculados con la palabra de dios.

En el nervio vago, la vibración a esta frecuencia al canturrear la palabra estimula los músculos laríngeos de la garganta y las cuerdas vocales, propiciando la estimulación de las fibras motoras del NV. Si practicas este ejercicio durante largo rato y con energía, es un excelente método para estimular los otros componentes de transmisión de información del nervio. Nos permite controlar nuestra respiración, ralentizar nuestros pensamientos y centrarnos hasta el punto de entrar en una profunda relajación, y está demostrado que mejora la digestión y los niveles de inflamación en el cuerpo. Canturrear o recitar la palabra «om» antes de una comida es una buena forma de calmarte, alinearte con el universo y estimular la actividad del nervio vago en el tracto digestivo y otros órganos viscerales. Recitar la palabra «om» en otros momentos, por ejemplo después de un episodio estresante, es una valiosa herramienta para reducir los niveles de estrés y activar el sistema nervioso simpático después del episodio estresante.

Existen otras palabras que puedes canturrear o recitar para estimular activamente estos músculos y mejorar el funcionamiento del nervio vago, pero he comprobado que la palabra «om» es muy efectiva, pues la vibración en los músculos de la garganta es muy evidente durante esta práctica.

Activar el reflejo nauseoso

Junto con la práctica de tararear, canturrear y recitar, la activación del reflejo nauseoso es otra forma de estimular los músculos inervados por el NV. Conocido también como reflejo faríngeo, este reflejo, que comporta la activación de un bucle de nervios para que funcionen a nivel óptimo, es imprescindible para impedir que nos ahoguemos.

Cuando un objeto penetra sin que nos demos cuenta en nuestra boca y toca nuestro paladar blando (la parte blanda situada en la parte posterior del paladar), se transmite rápidamente una señal sensorial a través del noveno nervio craneal, hacia el tronco encefálico, y al aspecto motor de tres nervios craneales distintos. El primero de estos nervios es la rama faríngea del vago, que de inmediato contrae los tres músculos faríngeos ubicados en la parte posterior de la garganta para evitar que el objeto se adentre más en el cuerpo y quede atascado en la tráquea. El nervio craneal cinco y el nervio craneal doce también son estimulados y hacen que la mandíbula se abra y la lengua se proyecte hacia delante para expulsar el objeto.

La activación voluntaria del reflejo nauseoso envía de inmediato una señal al vago y a otros nervios para que sigan transmitiendo información con rapidez y de forma óptima. El mejor momento para hacer esto es dos veces al día, cuando te lavas los dientes. Puedes utilizar el cepillo de dientes para tocar el paladar blando y estimular este reflejo. Es un excelente y sencillo método que tiene un efecto directo sobre la transmisión de información del NV. Comoquiera que tenemos una serie de nervios craneales en cada lado del cuerpo, es necesario estimular el paladar blando en ambos lados del cuerpo para obtener el máximo beneficio de este ejercicio.

Gárgaras

Cuando yo era pequeño, mi padre me recomendaba que hiciera gárgaras con agua salada después de cepillarme los dientes por la mañana y por la noche, como viene haciendo él toda su vida. Me decía que era bueno para mi salud, aunque yo me reía y no me tomaba en serio su consejo. Curiosamente, mi padre tenía razón. Debí suponerlo: hoy en día es un septuagenario que goza de excelente salud.

Hacer gárgaras consiste en mantener un poco de agua en la parte posterior de la garganta y agitarla con energía. Requiere la activación de los tres músculos faríngeos situados en la parte posterior de la garganta y, por tanto, es otro método de estimular el nervio vago mediante la activación muscular. Como me recordaba siempre mi padre, hacer gárgaras dos veces al día después de cepillarse los dientes es una buena forma de utilizar esta herramienta.

Para obtener los mejores resultados, haz gárgaras con energía, hasta el punto de que tus ojos empiecen a lagrimear. Cuando el nervio vago está activado, envía señales desde sus núcleos en el tronco encefálico que activan núcleos adyacentes a medida que las señales se hacen más fuertes. En este caso, el núcleo salival superior es estimulado, lo que activa las glándulas alrededor de tus ojos para que produzcan un líquido que se convierte en lágrimas. Si haces gárgaras con suficiente energía para que tus ojos lagrimeen, lo estás haciendo correctamente y produciendo un efecto muy positivo sobre tu nervio vago.

Añadir un poco de sal, como por ejemplo sal rosa del Himalaya, al agua que utilizas para hacer gárgaras es también una buena opción. Está demostrado que hacer gárgaras con agua salada tiene efectos antibacterianos y ayuda a eliminar algunas bacterias nocivas de la boca y el tracto respiratorio superior. Utilizar aceites esenciales en el agua, como aceite de orégano, es otra buena opción que tiene efectos muy similares.

Yoga o pilates

El yoga y el pilates no solo sirven para ejercitar el cuerpo, sino para sosegar la mente y regular la respiración. Estos métodos ejercen una óptima regulación respiratoria voluntaria al mismo tiempo que aumentan los estresores externos y te enseñan a controlar tu respiración.

La mayoría de sesiones de yoga comienzan y finalizan con un ejercicio de respiración abdominal lenta y profunda. Se trata de enseñarte a mantener tu patrón respiratorio mientras mantienes tu cuerpo en diversas posturas. Cada una de estas posturas somete el cuerpo a un tipo distinto de estresor físico. Para aumentar el nivel de estrés en esta práctica, se utiliza calor y humedad, lo que presenta un reto adicional. El moksha yoga y el bikram yoga son dos ejemplos de esto.

Si somos capaces de aprender a mantener una respiración abdominal lenta y profunda durante momentos de estrés, nuestro cuerpo es capaz de funcionar a niveles muy superiores. Si aprendemos a enfrentarnos a estresores voluntarios manteniendo nuestra respiración, podemos aprender a mantener la compostura y afrontar otros estresores sin mayores problemas.

El pilates fue creado como una práctica centrada en aprender a respirar correctamente. Hemos hablado de este requisito mucho antes en el libro, que es absolutamente imprescindible para nuestra salud. Si nuestra respiración es paradójica durante momentos de bajo estrés, nuestro cuerpo no podrá afrontar episodios de intenso estrés.

Tanto las prácticas de yoga como de pilates, si se enseñan centrándose en la respiración, son excelentes herramientas para optimizar los patrones respiratorios, mejorar las respuestas inflamatorias y activar el NV para que funciones a nivel óptimo.

La práctica del mindfulness

Antes de emprender una tarea, ¿dedicas un momento a sentarte en silencio, cerrar los ojos y focalizar tu atención? ¿Procuras entregarte al 100% a la tarea que tienes por delante? Cuando descansas, ¿dedicas un momento a mostrarte agradecido por lo que te rodea?

El mindfulness consiste justamente en esto: dedicar unos momentos y esforzarte en prestar atención a lo que haces y lo que sucede a tu alrededor. Muchas personas pasamos de una tarea a otra sin solución de continuidad, o apagamos un fuego tras otro sin prestar atención a lo que sucede a nuestro alrededor. Estamos tan ensimismados que no nos molestamos en prestar atención a una sola tarea y dedicarle toda nuestra atención; nos parece una pérdida de tiempo y esfuerzo.

Muchos profesionales de cuidados de la salud, entre los que me cuento, somos culpables de esto. Pasamos de un paciente a otro o de una cita a otra, olvidando o no prestando toda nuestra atención al hecho de que las personas confían en nosotros para que tomemos decisiones sobre su salud y su vida. Convertirme en médico de medicina funcional me ha ofrecido la oportunidad de influir en las vidas de mis pacientes de forma positiva y profunda. Y, como tal, soy mucho más consciente de la atención que puedo prestar a cada uno de mis pacientes. Antes de hacer pasar a mi siguiente paciente, dedico unos minutos a revisar mis notas, eliminar cualquier distracción a mi alrededor y resolver otros pormenores. Después de hacer esto, dedico un momento a recordar que cada paciente confía en mí para que le ayude a alcanzar sus objetivos con respecto a su salud y su vida.

La práctica del mindfulness significa llevar a cabo cada tarea de la mejor manera posible dedicándole el 100% de tu atención. Significa estar atento a lo que te rodea, ser consciente de todo lo que te ha conducido a ese preciso momento y mostrarte agradecido por ello.

Es imposible practicar el mindfulness si estás estresado o padeces alguna dolencia. Nuestro sistema nervioso simpático tiende a hacer que nos distraigamos y nos impide focalizarnos en lo que hacemos. Si practicas activamente el mindfulness durante el día, te estás centrando en tu respiración y cómo llevar a cabo cada tarea que tienes por delante. Esto inclina el equilibrio hacia el sistema nervioso parasimpático y permite que el NV cumpla con su cometido.

Abordar una tarea con mindfulness significa hacer una sola cosa a la vez con plena atención y terminarla antes de pasar a la siguiente. Comer con mindfulness permite que te sientas saciado y no comas en exceso. Relajarte con mindfulness permite que te sientas descansado y rejuvenecido antes de lo que imaginas. Todo ello requiere que el nervio vago permanezca activo y funcione bien, porque debemos asegurarnos de que nuestro cuerpo es capaz de descansar, digerir y recuperarse. La multitarea es lo contrario del mindfulness.

Prestar toda mi atención a lo que hago, lo que como y lo que siento conforme abordo cada tarea ha sido el cambio más positivo que he experimentado en mi vida. Y es, con diferencia, la razón principal de que afronte el tema de mi salud con mayor optimismo. Ha sido algo que ha influido de modo decisivo y beneficioso en mi vida y en la de multitud de personas a mi alrededor, y estoy seguro de que también puede producir cambios profundos y positivos en la tuya.

Meditación

La meditación es similar a la práctica del mindfulness. Es el arte de prestar atención a tu respiración y enseñar a tu atención a no seguir cada pensamiento que surja en tu mente. Nuestro cerebro está diseñado para pensar y formar dinámicas e ingeniosas conexiones entre nuestros pensamientos y nuestras acciones. La meditación nos enseña a escuchar a nuestro corazón y focalizarnos en nuestra respiración, aprender a convertirnos en observadores de nuestros pensamientos en lugar de víctimas de su mutabilidad.

En vez de entablar un debate sobre los innumerables métodos de meditación, quiero hablar sobre sus beneficios. Los estudios sobre la variabilidad de la frecuencia cardíaca muestran que la meditación tiene importantes beneficios sobre la función del nervio vago porque, cuando meditamos, nuestra atención se centra en nuestra respiración. Existen muchos tipos de meditación, pero los mejores son los que se focalizan en la respiración para mejorar los niveles de la VFC. Así, tenemos la meditación respiratoria, la meditación de amable benevolencia, la meditación vipassana y la meditación de mindfulness.

Un dato interesante que he podido constatar en mis investigaciones es que la VFC solo mostraba una mejoría en pacientes que no se consideraban perfeccionistas. En el *International Journal of Psychophysiology*, un estudio realizado por Azam y colaboradores indicaba que los pacientes de control eran más propensos a experimentar cambios positivos en sus niveles de VFC que los que se definían como perfeccionistas. Los «perfeccionistas» estaban tan obsesionados con meditar perfectamente o de modo correcto, que no se permitían relajarse y beneficiarse de esta práctica. Una respuesta que oigo a menudo cuando pregunto a mis pacientes sobre la meditación es que «no son capaces de practicarla como es debido». Esta actitud perfeccionista es justamente lo que les impide obtener los beneficios. Cuando practicas la meditación sin ninguna expectativa o idea preconcebida sobre «la forma correcta» de hacerlo, es más fácil beneficiarse de esta práctica.

A los principiantes les recomiendo que utilicen audios de meditaciones guiadas que puedes hallar en YouTube o una aplicación en tu móvil. Yo recomiendo Headspace, la experiencia de 21 días de Oprah Winfrey y Deepak Chopra, Calm e Insigth Timer. Para quienes desean informarse sobre la práctica de meditar, HeartMaths's Inner Balance es una excelente herramienta que te ayudará a comprobar si has entrado en un estado de congruencia, que se mide a través de la variabilidad de la frecuencia cardíaca. Otra herramienta para quienes desean obtener una información directa es Muse, la cinta craneal de meditación, que mide la actividad de las ondas cerebrales y te ofrece un audio informativo en tiempo real. Todas ellas constituyen herramientas adicionales, aunque no imprescindibles, para practicar la meditación, pero pueden ser una buena inversión para quienes se esfuerzan en alcanzar la perfección.

La risa y la conectividad social

Si supieras que la risa puede mejorar tu salud, ¿te reirías más a menudo? Piensa en la última vez que disfrutaste de una divertida sesión de risas con amigos. ¿Te sentiste genial durante varias horas? ¿Dormiste mejor esa noche? ¿Te despertaste a la mañana siguiente sintiéndote de maravilla?

Estudios realizados recientemente sobre el tema indican, de forma reiterada, que la risa y el yoga de la risa son muy efectivos para mejorar el estado de ánimo y la variabilidad de la frecuencia cardíaca. Cuando nos reímos con ganas y regocijo solemos utilizar nuestro diafragma, y al mismo tiempo ejercemos nuestra capacidad de controlar nuestra frecuencia respiratoria a fin de normalizar nuestros patrones respiratorios. Esto ejercita el nervio vago.

Incorporar a tu rutina habitual la risa es una eficaz y agradable forma de mejorar la función del nervio vago. Yo miro vídeos divertidos y asisto a espectáculos cómicos tan a menudo como puedo para sentirme conectado socialmente, y para gozar de los beneficios de la risa. Tomar clases de yoga de la risa en tu comunidad, reunirte a menudo con amigos para intercambiar chistes e historias divertidas e ir al cine a ver una comedia son magníficas opciones para reírte más. La conectividad social está directamente relacionada con esto, porque es más probable que nos riamos con ganas en presencia de otros, especialmente amigos y familiares. La conectividad social es uno de los factores determinantes de la salud y puede ser incluso más importante que la comida que consumimos.

Las personas desean relacionarse con otras personas. Cuando nos sentimos solos y desconectados de otros, ello afecta negativamente a nuestro estado de ánimo y nuestra salud. Tendemos a disfrutar de la compañía de otros y preferimos conversar con personas de carne y hueso, cara a cara. Cuando estamos con otros, solemos reírnos más, sonreír más y sentirnos más relajados.

Nos sentimos mejor cuando nos relacionamos con personas con las que nos identificamos y con las que compartimos valores. Hace poco llevé a mi familia al Living Proof Team Retreat en Minnesota. Fue una experiencia increíble gracias al maravilloso entorno natural y los alrededores del retiro, unido al hecho de pasar muchos ratos con miembros del equipo que comparten los mismos valores que yo. Nos atendieron los miembros del equipo de Point Retreats, otro grupo espectacular de personas que se afanan en enseñarnos a llevar una vida más saludable y feliz. Al final de nuestra estancia, todos nos sentimos muy felices y relajados, al margen del estrés del viaje.

Si te sientes solo, deprimido o, simplemente, desconectado, busca la manera de relacionarte con otros y conectar con personas valores análogos a los tuyos. Si la forma física es un valor importante, apúntate a un gimnasio o a clases de yoga con amigos. Si la comunicación es un valor importante para ti, toma clases de oratoria y practica tu habilidad de hablar en público con personas afines a ti que te apoyan. Si valoras dedicar tiempo a la familia y los amigos, ve al cine o a comer con amigos o familiares para conversar y pasarlo bien. Hay siete mil millones de personas en el planeta, e innumerables actividades e interacciones que te ofrecen la posibilidad de conectarte con mucha gente.

Dicen que a medida que envejecemos nos reímos menos, pero las personas más sanas que conozco se ríen más. Y en las zonas azules, las regiones en el mundo con los índices más altos de longevidad (donde muchas personas viven más de 100 años y siguen físicamente activas), la conectividad social es un tema prioritario.

Sal de casa, disfruta de experiencias sociales con la gente que te rodea, haz nuevas amistades, intercambia historias divertidas y ríete a carcajada limpia tan a menudo como puedas. ¡Órdenes del médico!

Escuchar música

¿No te sientes estupendamente después de escuchar una música que te gusta y de canturrear las canciones? Esto se debe a que el cuerpo se siente relajado y es capaz de llevar a cabo los procesos de recuperación durante y después de escuchar música. Es por este motivo que disfrutamos cantando la letra de nuestras canciones favoritas mientras estamos sentados en el coche en medio de un atasco.

Un estudio de 2010 realizado por Chuang y colaboradores mostraba que los pacientes de cáncer que habían participado en una sesión musical terapéutica de 2 horas de duración que incluía cantar, escuchar, aprender e interpretar música presentaban un notable aumento en los niveles de variabilidad de la frecuencia cardíaca, y por ende en la actividad del nervio vago y los nervios parasimpáticos. Otro estudio de Lin publicado en 2014 utilizaba la VFC para demostrar que la música de Mozart puede mejorar la función de los nervios parasimpáticos. Buena parte de estas investigaciones han sido realizadas con niños diagnosticados de epilepsia, un trastorno convulsivo común. Escuchar música de Mozart, en especial la sonata K.448 para dos pianos, producía una disminución en la recurrencia de los episodios epilépticos.

La próxima vez que estés atrapado en un atasco y te sientas estresado porque temes llegar tarde a una reunión de trabajo, pon buena música y deja que tu cuerpo se mueva al ritmo de la misma. Te sentirás inevitablemente más relajado y menos estresado, y llegarás a la reunión a la misma hora. Si estás en casa y te sientes bajo de tono, pon una pieza de Mozart como música de fondo y más tarde te sentirás más animado.

La música posee un poder curativo. Tiene la virtud
de hacer que las personas se olviden de ellas mismas
durante unas horas.

ELTON JOHN

Buenas elecciones alimentarias

Conforme las investigaciones avanzan, descubrimos que ciertos alimentos pueden tener un impacto negativo sobre nuestra salud celular y digestiva, y que es probable que incrementen los niveles de inflamación. Como hemos comentado en el capítulo 6, en la mayoría de los casos se trata de alimentos altamente procesados; que están contaminados con antibióticos, hormonas, herbicidas y pesticidas y alimentos modificados genéticamente. Es imprescindible evitar estos alimentos para reducir el riesgo de dañar las paredes del intestino, el sistema de desintoxicación del hígado y la salud de todas nuestras células.

A la hora de elegir alimentos saludables y beneficiosos, te recomiendo que consumas frutas y verduras ecológicas de proximidad; pollos y huevos de corral; carne magra de animales alimentados únicamente con pasto; cereales no genéticamente modificados como arroz y quinoa; y frutos secos y semillas ecológicos. Para una gran mayoría de personas, una dieta verde, limpia y magra compuesta por grasas saludables y productos mínimamente procesados es el mejor punto de partida. Para averiguar más sobre opciones alimentarias, te recomiendo que leas *Food: What the Heck Should I Eat?*,

[«¿Qué debo comer?»] el libro del doctor Mark Hyman. Sigue su protocolo durante cuatro semanas y luego introduce en tu dieta los alimentos de uno en uno. Recuerda, tu dieta debe ser individualizada y adaptada a tus necesidades y preferencias. Las dietas vegana, paleo autoinmune, paleo y keto son útiles, pero una dieta debe adaptarse a lo que tú necesitas. Recuerda que verde, limpio y magro son mis tres reglas personales cuando voy a comprar productos ecológicos.

Si deseas aumentar específicamente la función del nervio vago, los alimentos que contienen nutrientes que contribuyen a la producción de ACh son esenciales. La acetilcolina es el principal neurotransmisor utilizado por el NV, y los bajos niveles de este neurotransmisor pueden contribuir a que la actividad y la transmisión de información del nervio vago no sean óptimos. Los nutrientes necesarios para propiciar la producción de ACh son ricos en colina, como la yema de huevo, el hígado de buey, pollo y pavo; y lecitina de soja, un aditivo alimentario muy común.

Otra forma muy efectiva para mejorar la función del nervio vago es darle un descanso: literalmente, dejar que tu nervio vago se tome un respiro. El ayuno intermitente y el ayuno consistente en comer solo durante ciertas horas al día son herramientas eficaces para mejorar la variabilidad de la frecuencia cardíaca. Recurro al ayuno para equilibrar el nivel de azúcar en sangre, mejorar los niveles de energía y reducir la cantidad de estrés en mi cuerpo. Está demostrado que el ayuno intermitente aumenta la VFC, un signo de que la función del nervio vago es optimizada y que la salud mejorará a la larga.

Para practicar el ayuno intermitente o el ayuno consistente en comer solo durante ciertas horas al día, limita tu ingesta de comida a un período de entre seis a ocho horas mientras estás despierto. Por ejemplo, puedes limitar tu ingesta de calorías a la hora del desayuno, limitando así la cantidad de azúcar presente en sangre a primeras horas del día, y consumir tu primera comida a la hora del almuerzo. Yo consumo dos comidas al día, entre el mediodía y las ocho de la tarde, y tomo aminoácidos en polvo cada mañana para proporcionar a mis células las herramientas necesarias para funcionar a nivel óptimo.

Movimiento y ejercicio diario

Nuestro cuerpo está diseñado para moverse. Los músculos son uno de los órganos más importantes y a los que damos menos importancia del cuerpo, y las células musculares son las mejores para ayudarnos a equilibrar nuestros niveles de azúcar y grasa corporal…, siempre que las utilicemos, claro está. El problema es que la mayoría de personas permanecemos sentados sin movernos durante mucho rato al día, y luego nos sentamos en el coche, y nos sentamos en el sofá, y repetimos esta falta de movimiento todos los días.

Practicar algún tipo de ejercicio, de preferencia uno que nos ayude a aumentar la frecuencia cardíaca incrementando los niveles de estrés corporal durante breves períodos de tiempo, contribuye a mejorar la actividad de los nervios parasimpáticos. Algunas veces pueden activarse tanto el sistema simpático como el parasimpático, y la recuperación después de hacer ejercicio es una de estas circunstancias. Durante el estado de recuperación, optimizamos nuestro patrón respiratorio, que aumenta la transmisión de información a los músculos de las vías respiratorias para aumentar la potencia, ejercita al corazón para que se haga más fuerte y bombee más sangre con cada bombeo, y nos permite pasar de nuevo al estado parasimpático con normalidad.

Mover tus músculos y obligar a tu cuerpo a que haga cosas que lo estresan a diario le enseñará a recuperarse del estrés con más rapidez, y al mismo tiempo te ayudará a equilibrar los niveles de energía y las fuentes de combustible de los macronutrientes. Utiliza tus músculos para hacer que tu cuerpo se mueva, preferiblemente al aire libre.

Exposición a la luz solar

La exposición a la luz solar durante el día está directamente relacionada con tu sueño. Nuestro cuerpo está genéticamente programado para funcionar basándose en la cantidad y el tipo de luz solar que penetra en nuestros ojos y nuestra piel. La luz solar tiene un efecto directo sobre la forma en que funcionamos a nivel celular. Si nos pasamos todo el día en interiores con luz eléctrica y escasa exposición a la luz solar, privamos a nuestras células de una transmisión de información y función óptimas.

La exposición a la luz diurna está directamente vinculada a mejores niveles de VFC. Nuestros ojos y nuestra piel prefieren recibir señales de longitudes de onda roja, infrarroja y amarilla durante el amanecer y la puesta de sol, mientras que prefieren luz azul, verde, violeta y ultravioleta durante la parte central del día. La exposición al sol realiza esto de modo natural, mientras que nuestro lugar de trabajo, nuestro coche y nuestra casa no lo hacen, al menos no todavía. Hoy, muchas compañías están desarrollando tecnología de luz circadiana.

Puesto que la luz solar está directamente ligada a los niveles de VFC, es muy recomendable que te expongas a ella todos los días y la recibas directamente sobre la piel. Hacer esto a distintas horas del día es una opción incluso más recomendable. Los mejores momentos para salir al exterior son 30 minutos después de la salida del sol, dos o tres veces durante el día, y 30 minutos después de la puesta del sol. Mejor todavía, procura pasar todo el día al aire libre siempre que puedas. Es menos probable que tu piel se queme durante el día si tu cuerpo detecta la salida del sol y está precondicionado a la luz UV que experimentamos durante el día.

Tomar suplementos

Dado que nuestra dieta carece de densidad nutricional y nuestro medio ambiente ha reducido la diversidad de nuestro microbioma, conviene tomar suplementos para asegurarnos de que nuestras células obtienen los micronutrientes y las señales adecuados que les permitan funcionar de modo óptimo. Contrariamente a lo que creíamos antes, tomar suplementos no es tirar el dinero, siempre que se tomen por razones válidas. Mediante pruebas funcionales de laboratorio, podemos determinar los suplementos más indicados para cada persona a fin de que alcance su óptima función celular. No obstante, existen algunos suplementos de nutrientes básicos que son de gran ayuda. Cabe decir que estos consejos son de carácter general. Antes de empezar a tomar o dejar de tomar medicamentos o suplementos que te hayan recomendado, debes hablar con tu médico.

Probióticos

El uso de antibióticos, las cesáreas y las dietas con una pobre densidad nutricional nos han dejado con una pobre diversidad bacteriana y bajos niveles de bacterias beneficiosas en nuestro intestino. La mejor opción para confirmar qué especies bacterianas están presentes es realizar las pruebas oportunas, pero la mayoría de personas tenemos que ayudar a nuestro microbioma intestinal y dérmico utilizando probióticos. Los probióticos son bacterias que se producen externamente. Cuando los ingerimos, pueden contribuir a mejorar la diversidad bacteriana y el crecimiento de colonias bacterianas beneficiosas. Son distintos de los prebióticos, que en general derivan de la fibra y sirven de alimento a las bacterias para que produzcan vitaminas y minerales para nosotros.

A la hora de elegir un probiótico, recomiendo las especies bacterianas de esporas, que se forman de modo natural, como los bacilos, que se forman naturalmente en la tierra.

Estos probióticos ayudan a llenar los vacíos que dejan otras bacterias cuando mueren. Los probióticos que deben conservarse en la nevera suelen tener un índice de absorción muy bajo (entre un 5 y un 10%) comparado con los probióticos de esporas que no necesitan refrigeración. La pregunta que planteo con respecto a los probióticos que necesitan refrigeración es la siguiente: si las bacterias no soportan la temperatura ambiente, ¿cómo pueden soportar el ácido del estómago y sobrevivir a nuestra temperatura corporal, más alta que la temperatura ambiente?

Mi opción de probióticos preferida es MegaSporeBiotic para la mayoría de pacientes que siguen un protocolo de mantenimiento. Tienen un índice de absorción muy alto, no necesitan conservarse en la nevera y contienen una especie de bacilos que contribuyen a llenar los vacíos que dejan muchos tipos de especies bacterianas que faltan, no solo bifidobacterias y lactobacilos, que son las principales especies que contienen la mayoría de probióticos.

Ácidos grasos omega 3

Los ácidos grasos omega 3 no son un componente de la dieta norteamericana estándar ni de dietas con una pobre densidad nutricional. Los ácidos grasos omega 3 suelen ser derivados de aceite de pescado, pero también ciertas plantas los contienen, y esta fuente es la preferida de los veganos.

El problema con la mayoría de aceites omega 3 es que están formados artificialmente a partir de las fuentes naturales y este proceso reduce la eficacia de estas fuentes. La forma natural contiene triglicéridos, mientras que la forma procesada contiene ésteres etílicos. Los ésteres etílicos tienen un sabor y un olor a pescado más marcados que los triglicéridos.

A la hora de elegir una fuente de ácidos grasos omega 3 de calidad, yo recomiendo el tipo de triglicéridos, porque es natural y contiene una elevada cantidad de EPA y DHA, necesarios para la función cerebral y los efectos antiinflamatorios en el cuerpo. Los EPA y los DHA mejoran la función nerviosa, incluida la función del NV, puesto que son necesarios para la mielinización de los nervios y tienen efectos antiinflamatorios. Recientemente ha quedado demostrado que los suplementos que contienen ácidos grados omega 3 mejoran la variabilidad de la frecuencia cardíaca en niños obesos. Personalmente, yo utilizo cápsulas de Ortho Molecular Products y Designs for Health, tanto para mis pacientes como para mi familia.

5-HTP para serotonina

Esta parte aborda, de modo específico, los problemas de un bajo estado de ánimo y la depresión. Lamentablemente, los problemas de depresión y trastornos mentales son muy comunes en la actualidad en Estados Unidos, y los estudios muestran que los medicamentos antidepresivos pueden causar mayores problemas. Un estudio a largo plazo publicado en 2014 por O'Regan y colaboradores, indica que pacientes aquejados de depresión tienen unos niveles de VFC reducidos, y que estos niveles empeoran debido a los medicamentos antidepresivos que tratan de mejorar los niveles de serotonina.

El precursor de la serotonina se llama 5-HTP. Puede utilizarse como un suplemento eficaz para que tu cuerpo tenga la oportunidad de producir su propia serotonina. La mayoría de casos de depresión obedecen a un desequilibrio de la serotonina, y las pruebas funcionales de ácidos orgánicos que utilizo con casi todos los pacientes que acuden a mi consulta indican a nuestros pacientes si tienen demasiada serotonina y la consumen rápidamente, o si la producen en bajas cantidades.

Debemos tener presente que el microbioma intestinal contribuye a buena parte de la producción de serotonina. Un microbioma equilibrado produce una cantidad adecuada de serotonina y estabiliza el estado de ánimo, mientras que un microbioma desequilibrado hace lo contrario, lo que conduce a un mayor riesgo de padecer trastornos mentales.

Enemas de café

En los casos más serios de problemas de motilidad intestinal, sobre todo en personas que padecen estreñimiento crónico y no pueden evacuar el vientre durante largo tiempo, los enemas pueden ser muy efectivos. Un potente enema de café es una buena y sencilla opción con un nivel de eficacia muy alto. En su libro *¿Por qué no funciona mi cerebro?*, el doctor Datis Kharrazian explica que la cafeína que contiene el café estimula los receptores nicotínicos ACh, los mismos receptores que el vago afecta mediante la liberación de acetilcolina.

La cafeína estimula estos receptores en el intestino, provocando ganas artificiales de evacuar el vientre mediante un movimiento intestinal.

Para utilizar esta herramienta con eficacia a fin de reeducar el nervio vago, tienes que reprimir las ganas de evacuar durante tanto tiempo como puedas. Al reprimirlas, activas un eje en tu cerebro (el eje entérico vagal frontopontino), obligando al vago y al cerebro a que sean más activos y aprendan a reactivar estos nervios que controlan la motilidad intestinal. Si haces esto con regularidad durante cierto tiempo, lograrás reeducar el nervio vago para que pueda liberar heces sin la ayuda externa de un enema de café.

Si padeces estreñimiento crónico y mala desintoxicación del hígado, este proceso es una herramienta efectiva que te ayudará a evacuar el vientre y eliminar las toxinas de tu cuerpo. Si haces esto correctamente y reprimes las ganas de evacuar el vientre tanto tiempo como puedas, entrenarás al NV para que aprenda a activarse y a actuar sobre los nervios que controlan la motilidad intestinal.

MÉTODOS PASIVOS PARA ACTIVAR EL NERVIO VAGO

Además de todos los ejercicios activos que puedes practicar tú mismo, existen tratamientos pasivos que pueden tener profundos efectos sobre la activación del nervio vago. Algunos de estos tratamientos comportan utilizar ciertos aparatos o consultar con un profesional de cuidados de la salud, mientras que otros puedes practicarlos cómodamente en tu casa. Recuerda que debes hablar de estas opciones con tu médico de cabecera antes de comenzar cualquier tipo de tratamiento.

Acupuntura auricular

La acupuntura es una forma de terapia muy efectiva para numerosos trastornos, y yo, como quiropráctico experimentado, he comprobado sus espectaculares efectos de primera mano al utilizarla con mis pacientes. Recuerda que uno de los cuatro tipos de señales que controla el vago es la sensibilidad en ciertas partes del oído externo, o aurícula: la totalidad de la concha, la raíz de la hélice y el trago. Por consiguiente, la estimulación de estas regiones específicas tiene efectos que pueden estimular la función del nervio vago. Como hemos comentado en el capítulo 3, el nervio vago recibe información puramente sensorial a través de su rama auricular a través de la parte central y anterior del oído. Al utilizar la acupuntura, podemos aumentar el flujo de información en la rama auricular del NV, y por tanto aumentar la activación del NV.

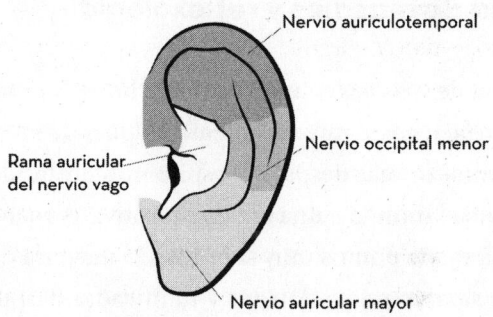

Un importante y creciente cuerpo de estudios muestra que la acupuntura y la estimulación transcutánea del nervio vago a través de la rama auricular del NV producen efectos positivos en muchos pacientes que padecen depresión, ansiedad, epilepsia, inflamación inducida por LPS, tinnitus y receptores de dolor altamente activos. Lo mejor de esta forma de tratamiento es que es efectiva sin ser invasiva.

Existe también una creciente tendencia en la comunidad de profesionales de cuidados de la salud centrada alrededor de la activación del nervio vago a través de la estimulación eléctrica. Esto se realiza quirúrgicamente implantando un aparato estimulador eléctrico en el mismo nervio vago. La acupuntura es mucho más segura, e igual de efectiva, que esta técnica invasiva. De hecho, la acupuntura auricular y los aparatos de estimulación implantados en el nervio vago siguen las mismas vías neurales. Si me dieran a elegir, yo elegiría sin dudarlo la acupuntura.

Terapia de masajes y reflexología

La terapia de masajes es una excelente herramienta que nos ayuda a relajarnos. Inmediatamente después de un buen masaje, me muevo más despacio, respiro más profundamente y contemplo el mundo a una luz más positiva. A menos que tu terapeuta toque puntos muy sensibles, la mayoría de las personas se sienten muy relajadas y tonificadas después de un masaje. Esta sensación puede ser el paradigma de la activación parasimpática y la desactivación simpática.

No es de extrañar que muchas técnicas de masaje se asocien a un aumento en los niveles de VFC y a un mejor tono vagal, incluido el masaje de cabeza chino, el tradicional masaje tailandés de cabeza, cuello y hombros, el masaje de espalda tradicional e incluso el automasaje.

A mis numerosos pacientes que les cuesta relajarse, les recomiendo también que prueben la reflexología. Desde que mi madre aprendió a practicar la reflexología, he estado abierto a las posibilidades que ofrece y fui el primero en ofrecerme como paciente cuando ella estaba aprendiendo esta técnica. Cada vez que la practicaba en mis pies, me quedaba dormido, incluso de adolescente. Por tanto, no me sorprendió leer un estudio que indicaba que los pacientes tratados con reflexología en los pies mostraban notables aumentos de los niveles de VFC y una menor presión arterial entre 30 y 60 minutos después de recibir el tratamiento.

Terapias pasivas como la terapia de masajes y reflexología pueden tener efectos muy beneficiosos sobre nuestra salud cuando nos ayudan a relajarnos y aumentan la función del nervio vago. ¡Otra buena razón para someternos a masajes con regularidad!

Manipulación visceral

La manipulación visceral (MV) es una terapia menos habitual, pero muy efectiva si se practica correctamente. Practicada por osteópatas, quiroprácticos, naturópatas y otros profesionales de cuidados de la salud, la MV consiste en la delicada manipulación física de los órganos del abdomen, con el fin de aumentar el flujo sanguíneo a zonas que no funcionan a nivel óptimo. Los pacientes pueden utilizar ellos mismos esta herramienta que nos proporciona información sobre nuestros órganos abdominales, siempre que aprendan a utilizarla adecuadamente.

Como sabemos, el nervio vago inerva todos los órganos abdominales: el hígado, la vesícula biliar, el páncreas, los riñones, el bazo, el estómago, el intestino delgado y las secciones ascendente y transversal del intestino grueso. Para que el NV actúe sobre estos órganos y transmita información al cerebro sobre la función de los órganos, es imprescindible que los órganos funcionen de forma óptima. En estos órganos pueden producirse restricciones físicas que solo pueden modificarse mediante la manipulación física y la movilización. Mejorar el flujo sanguíneo de estos órganos puede tener importantes efectos beneficiosos sobre la salud de los mismos y permite que el NV envíe señales relativas a un funcionamiento óptimo.

Los terapeutas que utilizan la manipulación visceral emplean una terapia consistente en manipular con delicadeza el abdomen para descubrir áreas de movimiento alterado o reducido en las vísceras y liberar las restricciones dentro de estos órganos viscerales. El tratamiento comporta una delicada compresión, movilización o alargamiento de los tejidos blandos. Recomiendo a las personas que padecen una disfunción del sistema de desintoxicación o dolor de hígado, vesícula o riñones que localicen en su zona a un terapeuta licenciado experto en manipulación visceral.

Tratamiento quiropráctico

Los dolores del cuello y de la espalda son muy comunes en todo el mundo. En los veinte últimos años se han hecho más prevalentes debido a que nuestras profesiones y carreras se han hecho más sedentarias y la mayoría de ellas nos obligan a permanecer sentados muchas horas delante del ordenador. Como quiropráctico, he tratado a miles de pacientes aquejados de dolor de cuello y espalda como consecuencia de permanecer sentados en esta posición muchas horas al día.

Cuando las articulaciones no se mueven en toda su extensión durante largos períodos de tiempo, los músculos que las rodean se entumecen y debilitan. Como consecuencia, las articulaciones pueden sufrir una leve alteración en la alineación articular que provoca dolor. El dolor articular mecánico causado por la falta de movilidad es más común que el dolor debido al uso excesivo de una articulación. En mi consulta, he constatado la veracidad del dicho de que, si no lo usas, lo pierdes, referido a la función de una articulación.

Un estudio de 2015 publicado en el *Journal of Chiropractic Medicine* indicaba que, en pacientes con dolor de cuello, la manipulación espinal realizada por un quiropráctico producía notables cambios positivos en la presión arterial y variabilidad de la frecuencia cardíaca, mejorando notablemente la actividad del NV. Un estudio de 2009 publicado en el *Journal of Manipulative and Physiological Therapeutics* mostraba resultados positivos similares en pacientes aquejados de dolores en la parte baja de la espalda. Ambos estudios concluían que la reducción de los niveles de dolor permitía a los pacientes respirar más lentamente y mejorar la función de su nervio vago, y que la manipulación quiropráctica producía un efecto positivo en la función mecánica del paciente. En especial cuando sufre dolores, el tratamiento quiropráctico puede ser un método terapéutico muy efectivo, con importantes beneficios para el NV y la actividad parasimpática.

Estimulación eléctrica

A lo largo de los cien últimos años aproximadamente, los investigadores han llevado a cabo numerosas pruebas para averiguar el funcionamiento del nervio vago. Una técnica consistía en estimular el NV utilizando un aparato de estimulación eléctrica en animales de laboratorio. Además de constatar la magnitud de la importancia del NV, los investigadores comprobaron que estimulándolo eléctricamente podían reforzar sus funciones.

En la década de 1980 y principios de la de 1990 se realizaron experimentos para mostrar que la estimulación del nervio vago en el cuello era un método efectivo para reducir los ataques convulsivos en perros. Estos estudios condujeron a ensayos clínicos que permitieron desarrollar aparatos para la estimulación del nervio vago (ENV) que podían ser implantados en el cuello. Estos aparatos fueron aprobados por la Administración de Alimentos y Medicamentos de Estados Unidos en 1997 para el tratamiento de la epilepsia, y en 2005 para el tratamiento de la depresión crónica resistente al tratamiento. Desde entonces, investigadores y corporaciones han producido y perfeccionado aparatos para estimular eléctricamente el NV en diversos trastornos médicos, entre los que se cuentan cefaleas, trastorno bipolar, trastornos de ansiedad resistentes al tratamiento, enfermedad de Alzheimer y obesidad. Hoy en día, el aparato eléctrico para la ENV más utilizado clínicamente es el NCP System de Cyberonics, que es implantado en el nervio vago izquierdo durante una cirugía ambulatoria. Este aparato se utiliza para tratar a pacientes aquejados de una grave depresión resistente al tratamiento y/o epilepsia.

La ENV del lado derecho es efectiva en modelos animales de epilepsia y convulsiones, pero no está demostrado que tenga importantes efectos sobre los síntomas depresivos. Las pruebas preliminares en humanos son prometedoras y han tenido efectos positivos, y algunas compañías han empezado a fabricar aparatos de estimulación del nervio vago que pueden utilizarse para combatir diversos trastornos. El sistema CardioFit de BioControl Medical utiliza la ENV del lado derecho para activar las fibras eferentes y ayudar en el tratamiento de insuficiencia cardíaca, mientras que el FitNeSS System de BioControl Medical está diseñado para activar las fibras aferentes, contribuyendo a reducir los efectos secundarios de la estimulación eléctrica vagal.

Los típicos riesgos quirúrgicos asociados a este procedimiento incluyen infecciones, dolor, cicatrices, dificultad para tragar y parálisis de las cuerdas vocales. Los efectos secundarios de los aparatos de estimulación eléctrica implantados incluyen cambios en la voz, ronquera, dolor de garganta, tos, cefaleas, dolor de pecho, problemas respiratorios (en especial al hacer ejercicio), dificultad para tragar, dolor abdominal, náuseas, hormigueo en la piel, insomnio y bradicardia (ralentización de la frecuencia cardíaca). Aunque muchos de estos problemas son transitorios, pueden ser severos y durar permanentemente.

Existen otros aparatos de estimulación eléctrica que no tienen que ser implantados, pero han arrojado resultados desiguales y, en la actualidad, solo pueden utilizarse para combatir ciertos problemas médicos. El sistema NEMOS de Cerbomed es un aparato de ENV transcutáneo que se aplica en la parte del oído inervada por el vago. Actualmente puede utilizarse en Europa para tratar la epilepsia y la depresión. El aparato gammaCore de la compañía estadounidense electro-Core está autorizado en Europa para el tratamiento agudo de cefaleas en racimos, migrañas y cefaleas debidas al uso excesivo de medicamentos. El gammaCore es un aparato portátil de mano con dos superficies de contacto lisas para la estimulación que se aplican en un lado del cuello sobre el nervio vago. Se están llevando a cabo pruebas de mayor envergadura para el tratamiento de otros trastornos.

Pese a los prometedores resultados de la estimulación eléctrica del nervio vago, recomiendo practicar ejercicio a diario y adquirir hábitos saludables antes de probar un material externo como los aparatos de estimulación eléctrica. Si eres capaz de producir un fuerte impacto positivo sobre la actividad de tu nervio vago practicando los ejercicios que hemos comentado antes, creo que los síntomas mejorarán notablemente sin que incurras en riesgos y gastos innecesarios.

La utilización activa de los ejercicios descritos en el capítulo 15 y los métodos de tratamiento pasivo descritos en este capítulo pueden contribuir a aliviar síntomas de ansiedad, depresión, epilepsia, problemas inflamatorios crónicos, enfermedades autoinmunes y trastornos cardiovasculares. Como sabemos, el cuerpo está dotado de un potente sistema antiinflamatorio, y si ejercitas el NV para que funcione correctamente, este sistema puede mejorar el estado general de tu salud manteniendo los niveles inflamatorios controlados.

CONCLUSIÓN

Una vela no pierde nada por encender otra vela.

PADRE JAMES KELLER

Te agradezco que hayas dedicado un rato a leer mi libro. Confío, sinceramente, que te haya inspirado e inducido a recuperar el control de tu salud.

Ahora que comprendes la naturaleza del sistema nervioso parasimpático y el alcance de la información que transmite el NV, en tus manos está poder mejorar su funcionamiento y recuperar tu salud. Para algunos de vosotros, estas estrategias y protocolos tendrán profundos efectos que mejorarán radicalmente vuestra energía, vuestra digestión, vuestra inflamación y vuestros dolores, mientras que para otros, esto quizá sea simplemente el primer paso en vuestro viaje.

Al margen de dónde te encuentres en el viaje hacia tu salud, tómate un momento para comprometerte a hacerte responsable de estos conocimientos. Compártelos con las personas que te rodean —parientes, amigos y seres queridos—, quienes deben saber que existen respuestas para los trastornos que las aquejan.

Para quienes experimentéis una notable mejoría con algunos de los sencillos cambios descritos en este libro, seguid trabajando en ello y procurad adquirir hábitos más saludables. Para quienes necesiten que alguien les sostenga la mano durante el viaje, eso es bueno y no tenéis nada de que avergonzaros. Poneos en manos de profesionales de cuidados de la salud con criterios avanzados que no practiquen la medicina convencional. Buscad a alguien que os ayude durante vuestro viaje, que se preocupe realmente de vosotros como personas y os guíe para determinar el problema principal de vuestros trastornos de salud.

Podéis contactar conmigo a través de mi página web o utilizando los *links* de las redes sociales. No dudéis en poneros en contacto conmigo si queréis que os ayude a definir los pasos siguientes que debéis dar para mejorar vuestra salud en general. Os estoy profundamente agradecido a cada uno de vosotros, y os deseo lo mejor en vuestro viaje.

APÉNDICE

APÉNDICE

Prácticas diarias
para activar el nervio vago

Gárgaras *2 veces al día*	Ten a mano un vaso junto al lavabo en el baño. Utilízalo para hacer gárgaras dos veces al día, cuando te cepilles los dientes por la mañana y por la noche.
Activación del reflejo nauseoso *2 veces al día*	Cuando te laves los dientes por la mañana y por la noche, utiliza el cepillo de dientes para estimular el reflejo nauseoso en el lado izquierdo y el lado derecho de tu paladar blando.
Canturrear *2 veces al día*	Durante tus desplazamientos diarios hacia y desde el trabajo, o al principio y al final de tu jornada, canturrea. Puedes utilizar la palabra «om» y sostener la vibración en la garganta tanto rato como puedas.
Ducha fría *1 vez al día*	Termina tu ducha diaria con un minuto de agua fría (tan fría como sea posible) y respira hondo mientras dure el *shock* que te produce el cambio de temperatura. A medida que te acostumbres, aumenta el tiempo de 30 a 60 segundos cada tres días hasta que permanezcas todo el rato bajo el chorro del agua fría.
Respirar hondo *3 veces al día*	Practica respirar hondo de tres a cinco minutos, en un espacio tranquilo, antes de cada comida. Esto ayudará a calmar tus nervios y mejorará tu digestión en cada comida.

Exposición a la luz solar *3 veces al día*	Expón tu piel al sol a la media hora de la salida del sol, a mediodía y media hora antes de la puesta del sol, un mínimo de cinco minutos cada vez. Si vives en un clima frío, expón tus ojos a la luz entre dos y tres minutos cada vez que estés en el exterior.
Dormir de costado *Cada noche*	Coloca una almohada entre tus rodillas para dormir de costado por las noches.

Prácticas semanales
para activar el nervio vago

Yoga/pilates o ejercicios ligeros *2-3 veces a la semana*	Mueve tu cuerpo y haz ejercicio al menos dos veces a la semana. Crea una rutina no negociable, que te obligue a adquirir el hábito de moverte. Yoga, pilates y ejercicios ligeros son una excelente forma de hacer que tu cuerpo se ejercite y de practicar patrones respiratorios óptimos y eliminar toxinas a través del sudor.
Interacción social *1-2 veces a la semana*	Reúnete con amigos o familiares al menos una vez a la semana. Durante estas reuniones, si la situación lo requiere, ¡ríete a carcajada limpia tanto como puedas! Si te resulta complicado reunirte con tus amigos, apúntate a una reunión en grupo semanal en una red social que te guste.
Escuchar música *2 veces a la semana*	Relájate escuchando tu música favorita en casa un par de veces a la semana. No te recomiendo que lo hagas en el coche mientras conduces, debido al estrés de conducir, de modo que siéntate en un espacio tranquilo, cierra los ojos y escucha una música relajante como la pieza K.448 para dos pianos de Mozart al menos dos veces a la semana.
Compra productos verdes/limpios/ magros *1-2 veces a la semana*	No compres alimentos que no deberías tener en casa. Mantén tu despensa limpia y te será más fácil mantener tu cuerpo limpio y funcionando con buenos nutrientes.

Practica la meditación y el mindfulness *3-7 veces a la semana*	Si hace poco que has empezado a practicar la meditación o el mindfulness, dedícale de cinco a diez minutos 3 veces a la semana para centrarte en tu respiración con los ojos cerrados. A medida que te resulte más fácil, aumenta el tiempo y la frecuencia. Algunas de las personas más importantes del planeta meditan hasta una hora al día, y las más fuertes incluso se despiertan a primera hora de la mañana para hacerlo.

Prácticas mensuales
para activar tu nervio vago

Lleva el control de tus suplementos *1 vez al mes*	Toma un probiótico de calidad, omega 3 y un suplemento multivitamínico que deberías reponer una vez al mes. Para un protocolo más personal, acude a un especialista de medicina funcional para hacerte pruebas funcionales de laboratorio que debe interpretar un profesional experimentado que sepa descartar las causas principales y te ayude a dejar los suplementos en el momento oportuno.
Terapia de masajes, tratamiento quiropráctico o manipulación visceral *2 veces al mes*	Sométete a una combinación de masajes, reflexología, tratamiento quiropráctico o manipulación visceral dos veces al mes. Esto mantendrá todas las partes de tu cuerpo en armonía, y tus órganos y músculos funcionarán a nivel óptimo. Ponte en manos de un terapeuta o de una clínica que te inspire confianza; ellos aprenderán a conocer tu cuerpo y los trastornos habituales que padeces. Un buen terapeuta te derivará a un especialista cuando encuentre algo que requiera la valoración de otro experto.

| Tratamiento de acupuntura
1-2 veces al mes | Dada la elevada eficacia de la acupuntura, recomiendo que te sometas a un tratamiento al menos una vez al mes para optimizar la transmisión de información y función del nervio vago.
Localiza en tu comunidad a un acupunturista de confianza, experimentado y limpio, que te inspire confianza y conozca las estrategias adecuadas para activar el nervio vago a través de puntos en la oreja. |

BIBLIOGRAFÍA

Anderson, Scott C., John F. Cryan y Ted Dinan, *The Psychobiotic Revolution*, Washington, DC: National Geographic, 2017.

Assenza, Giovanni, Chiara Campana, Gabriella Colicchio y otros. «Transcutaneous and Invasive Nerve Stimulation Engage the Same Neural Pathways: In-vivo Human Evidence.» *Brain Stimulation* 10, n.º 4 (2017): 853-854. doi: 10.1016/j.brs.2017.03.005.

Austin, Evan, Amy Huang, Tony Adar y otros. «Electrical Device Generated Light Increases Reactive Oxygen Species in Human Fibroblasts.» *Lasers in Surgery and Medicine* 50, n.º 6 (2018): 689-695. doi: 10.1002/lsm.22794.

Azam, Muhammad Abid, Joel Katz, Samantha R. Fashler y otros. «Heart Rate Variability Is Enhanced in Controls but Not Maladaptive Perfectionists during Brief Midfulness Meditation following Stress-Induction: A Stratified-Randomized Trial.» *International Journal of Psychophysiology* 98, n.º 1 (2015): 27-34. doi: 10.1016/j.ijpsycho.2015.06.005.

Baharav, A., S. Kotagal, V. Gibbons y otros. «Fluctuations in Autonomic Nervous Activity during Sleep Displayed by Power Spectrum Analysis of Heart Rate Variability.» *Neurology* 45, n.º 6 (1995): 1183-1187. doi: 10.1212/wnl.45.6.1183.

Balzarotti, S., F. Biassoni, B. Colombo y otros. «Cardiac Vagal Control as a Marker of Emotion Regulation in Healthy Adults: A Review.» *Biological Psychology* 130 (2017): 54-66. doi: 10.1016/j.biopsycho.2017.10.008.

Baumann, Christoph, Ulla Rakowski y Reiner Buchhorn. «Omega-3 Fatty Acid Supplementation Improves Heart Rate Variability in Obese Children». *International Journal of Pediatrics* 2018 (2018): 1-5. doi: 10.1155/2018/8789604.

Bercik, P., A. J. Park, D. Sinclair y otros. «The Anxiolytic Effect of Bifidobacterium Longum NCC3001 Involves Vagal Pathways for Gut-Brain Communication.» *Neurogastroenterology and Motility* 23, n.º 12 (2011): 1132-1139. doi: 10.1111/j.1365-2982.2011.01796.x.

Bonaz, Bruno, Thomas Bazin y Sonia Pellissier. «The Vagus Nerve at the Interface of the Microbiota Gut-Brain Axis.» *Frontiers in Neuroscience* 12 (2018): 49. doi: 10.3389/fnins.2018.00049.

Bravo. Javier A., Paul Forsythe, Marianne V. Chew y otros. «Ingestion of Lactobacillus Strain Regulates Emotional Behavior and Central GABA Receptor Expression in a Mouse via the Vagus Nerve.» *Proceedings of the National*

Academy of Sciences 108, n.º 38 (2011): 16050-16055. doi: 10.1073/pnas.1102999108.

Buettner, Dan, *The Blue Zones*. Washington, DC: National Geographic, 2008. (*El secreto de las zonas azules: comer y vivir como la gente más sana del mundo*. Grijalbo, Barcelona, 2016.)

Cacho, Nicole y Josef Neu. «Manipulation of the Intestinal Microbiome in Newborn Infants.» *Advances in Nutrition* 5, n.º 1 (2014): 114-118. doi: 10.3945/an.113.004820.

Canterini, Claire-Charlotte, Isabelle Gaubil-Kaladjian, Séverine Vatin y otros. «Rapid Eating Is Linked to Emotional Eating in Obese Women Relieving from Bariatric Surgery.» *Obesity Surgery* 28, n.º 2 (2018): 526-531. doi: 10.1007/s11695-017-2890-4.

Chapleau, Mark W. y Rasna Sabharwal. «Methods of Assessing Vagus Nerve Activity and Reflexes.» *Heart Failure Reviews* 16, n.º 2 (2011): 109-127. doi: 10.1007/s10741-010-9174-6.

Chuang, Chih-Yuan, Wei-Ru Han, Pei-Chun Li y otros. «Effects of Music Therapy on Subjective Sensations and Heart Rate Variability in Treated Cancer Survivors: A Pilot Study.» *Complementary Therapies in Medicine* 18, n.º 5 (2010): 224-226. doi: 10.1016/j.ctim.2010.08.003.

Clínica Mayo, el personal de la. «Vagus Nerve Stimulation.» Clínica Mayo. 21 de marzo de 2018. https//www.mayoclinic.org/testsprocedures/vagus-nerve-stimulation/about/pac-20384565.

Cole, Christopher R., Eugene H. Blackstone, Fredric J. Pashkow y otros. «Heart Rate Recovery Immediately after Exercise as a Predictor of Mortality.» *New England Journal of Medicine* 341, n.º 18 (1999): 1351-1357. doi: 10.1056/nejm199910283411804.

Córdova, Ezequiel, Elena Maiolo, Marcelo Corti y otros. «Neurological Manifestations of Chagas' Disease.» *Neurological Research* 32, n.º 3 (2010): 238-244. doi: 10.1179/016164110x12644252260637.

Costes, Léa, Guy Boeckxstaens, Wouter J. de Jonge y otros. «Neural Networks in Intestinal Immunoregulation.» *Organogenesis* 9, núm, 3 (07, 2013): 216-223. doi: 10.4161/org.25646.

Cryan, John F. y Timothy G. Dinan, «Mind-Altering Microorganisms: The Impact of the Gut Microbiota on Brain and Behaviour.» *Nature Reviews Neuroscience* 13, n.º 10 (2012): 701-712. doi: 10.1038/nrn3346.

Dang, Xitong, Brian P. Eliceiri, Andrew Baird y otros. «CHRFAM7A: A Human-Specific α7-Nicotinic Acetylcholine Receptor Gene Shows Differential Responsiveness of Human Intestinal Epithelial Cells to LPS.» *The FASEB Journal* 29, n.º 6 (2015): 2292-2302. doi: 10.1096/fj.14-268037.

De Jonge, Wouter J. «The Gut's Little Brain in Control of Intestinal Immunity.» *ISRN Gastroenterology* 2013 (2013): 1-17. doi: 10.1155/2013/630159.

De Lartigue, Guillaume y Charlene Diepenbroek. «Novel Developments in Vagal Afferent Nutrient Sensing and Its Role in Energy Homeostasis.» *Current Opinion in Pharmacology* 31 (2016): 38-43. doi: 10.1016/j.coph.2016.08.007.

De Lartigue, Guillaume. «Role of the Vagus Nerve in the Development and Treatment of Diet-Induced Obesity.» *The Journal of Physiology* 594, n.º 20 (2016): 5791-5815. doi: 10.1113/jp271538.

De Lartigue, Guillaume, Claire Barbier de la Serre y Helen E. Raybould. «Vagal Afferent Neurons in High Fat Diet-Induced Obesity; Intestinal Microflora, Gut Inflammation and Cholecystokinin.» *Physiology & Behavior* 103, n.º 1 (2011): 100-105. doi: 10.1016/j.physbeh.2011.02.040.

Dinan, Timothy G. y John F. Cryan. «Gut Instincts: Microbiota as a Key Regulator of Brain Development, Ageing and Neurodegeneration.» *The Journal of Physiology* 595, n.º 2 (2017): 489-503. doi: 10.1113/jp273106.

Dipatrizio, Nicholas V. «Endocannabinoids in the Gut.» *Cannabis and Cannabinoid Research* 1, n.º 1 (2016): 67-77. doi: 10.1089/can.2016.0001.

«Discover Visceral Manipulation.» The Barral Institute. http://www.discovervm.com.

Forsythe, Paul, John Bienenstock y Wolfgang A. Kunze. «Vagal Pathways for Microbiome-Brain-Gut Axis Communication.» *Advance in Experimental Medicine and*

Biology 817 (2014), 115-133. doi: 10.1007/978-1-4939-0897-4_5.

Goehler, Lisa E., Su Mi Park, Noel Opitz y otros. «Campylobacter Jejuni Infection Increases Anxiety-like Behavior in the Holeboard: Possible Anatomical Substrates for Viscerosensory Modulation of Exploratory Behavior.» *Brain, Behavior, and Immunity* 22, n.º 3 (2008): 354-366. doi: 10.1016/j.bbi.2007.08.009.

Grippo, Angela J., Damon G. Lamb, C. Sue Carter y otros. «Social Isolation Disrupts Autonomic Regulation of the Heart and Influences Negative Affective Behaviors.» *Biological Psychiatry* 62, n.º 10 (2007): 1162-1170. doi: 10.1016/j.biopsych.2007.04.011.

Hajiasgharzadeh, Khalil y Behzad Baradaran. «Cholinergic Anti-Inflammatory Pathway and the Liver.» *Advanced Pharmaceutical Bulletin* 7, n.º 4 (12. 2017): 507-513. doi: 10.15171/apb.2017.063.

Halliez, Marie C. M, y André G. Buret. «Gastrointestinal Parasites and the Neural Control of Gut Functions.» *Frontiers in Cellular Neuroscience* 25, n.º 9 (2015): 425. doi: 10.3389/fncel.2015.00452.

Halliez, Marie C. M., Jean-Paul Motta, Troy D. Feener y otros. «Giardia Duodenalis Induces Paracellular Bacterial Translocation and Causes Postinfectious Visceral Hypersensitivity.» *American Journal of Physiology-Gastrointestinal and Liver Physiology* 310, n.º 8 (2016): G574-585. doi: 10.1152/ajpgi.00144.2015.

Henriquez, Victor M., Geralyn M. Schulz, Steven Bielamowicz y otros. «Laryngeal Reflex Responses Are Not Modulated during Human Voice and Respiratory Tasks.» *The Journal of Physiology* 585, pt. 3 (2007): 779-789. doi: 10.1113/jphysiol.2007.143438.

Howland, Robert H. «Vagus Nerve Stimulation.» *Current Behavioral Neuroscience Reports* 1, n.º 2 (2014) 64-73. doi: 10.1007/s40473-014-0010-5.

Jardine, David L., Wouter Wieling, Michele Brignole y otros. «The Pathophysiology of the Vasovagal Response.» *Heart Rhythm* 15, n.º 6 (2018): 921-929. doi: 10.1016/j.hrthm.2017.12.013.

Kaczmarczyk, R., D. Tejera, B. J. Simon y otros. «Microglia Modulation through External Vagus Nerve Stimulation in a Murine Model of Alzheimer's Disease.» *Journal of Neurochemistry* (2017). doi: 10.1111/jnc.14284.

Kelly, John R., Chiara Minuto, John F. Cryan, y otros. «Cross Talk: The Microbiota and Neurodevelopmental Disorders.» *Frontiers in Neuroscience* 11 (2017). Doi: 10.3389/fnins.2017.00490.

Kentish, Stephen J., Claudine L. Frisby, David Kennaway y otros. «Circadian Variation in Gastric Vagal Afferent Mechanosensitivity.» *Journal of Neuroscience* 33, n.º 49 (2013): 19238-19242. doi: 10.1523/jneurosci.3846-13.2013.

Kharrazian, Datis. *Why Isn't My Brain Working? A Revolutionary Understanding of Brain Decline and Effective Strategies to Recover Your Brain's Health.* Carlsbad, CA: Elephant Press, 2013.

Kok, Bethany E. y Barbara L. Fredrickson. «Upward Spirals of the Heart: Autonomic Flexibility, as Indexed by Vagal Tone, Reciprocally and Prospectively Predicts Positive Emotions and Social Connectedness.» *Biological Psychology* 85. n.º 3 (12, 2010): 432-436. doi: 10.1016/j.biopsycho.2010.09.005.

Krygier, Jonathan R., James A. J. Heathers, Sara Shahrestani y otros. «Mindfulness Meditation, Well-Being, and Heart Rate Variability: A Preliminary Investigation into the Impact of Intensive Vipassana Meditation.» *International Journal of Psychophysiology* 89, n.º 3 (09, 2013): 305-313. doi: 10.1016/j.ijpsycho.2013.06.017.

Lin, Guiping, Qiuling Xiang, Xiadong Fu y otros. «Heart Rate Variability Biofeedback Decreases Blood Pressure in Prehypertensive Subjects by Improving Autonomic Function and Baroreflex.» *The Journal of Alternative and Complementary Medicine* 18, n.º 2 (2012): 142-152. doi: 10.1089/acm.2010.0607.

Lin, Lung-Chang, Mei-Wen Lee, Ruey-Chang Wei y otros. «Mozart K.488 Listening Decreased Seizure Recurrence and Epileptiform Discharges in Children with First Unprovoked Seizures: A Randomized Controlled Study.» *BMC Complementary and Alternative Medicine* 14, n.º 17 (2014). doi: 10.1186/1472-6882-14-17.

Lipton, Bruce H. *The Biology of Belief: Unleashing the Power of Consciousness, Matter, and Miracles*. Carlsbad, CA: Hay House, Inc. 2005. (*La biología de la creencia: la liberación del poder de la conciencia, la materia y los milagros*. La Esfera de los Libros, Madrid, 2016.)

Lu, Wan-An, Gua-Yang Chen, Cheng-Deng Kuo. «Foot Reflexology Can Increase Vagal Modulation, Decrease Sympathetic Modulation, and Lower Blood Pressure in Healthy Subjects and Patients with Coronary Artery Disease.» *Alternative Therapies in Health and Medicine* 17, n.º 4 (2011): 8-14. https://www.ncbi.nlm.nih.gov/pubmed/22314629.

Luyer, Misha D., Jan Willem M. Greve, M'hamed Hadfoune y otros. «Nutritional Stimulation via the Vagus Nerve.» *The Journal of Experimental Medicine* 202, n.º 8 (2005): 1023-1029. doi: 10.1084/jem.20042397.

Mager, Donald E., Ruiqian Wan, Martin Brown y otros. «Caloric Restriction and Intermittent Fasting Alter Spectral Measures of Heart Rate and Blood Pressure Variability in Rats.» *The FASEB Journal* 20, n.º 6 (2006): 631-637. doi: 10.1096/fj.05-5263com.

Mäkinen, Tiina M., Matti Mäntysaari, Tiina Pääkkönen y otros. «Autonomic Nervous Function during Whole-Body Cold Exposure Before and After Cold Acclimatising.» *Aviation, Space, and Environmental Medicine* 79, n.º 9 (09, 2008): 875-882. doi: 10.3357/ASEM.2235.2008.

Mattsson, Mats-Olof, Olga Zoni, Myrtill Simkó y otros. «Editorial: Effects of Combined EMF Exposures and Co-exposures.» *Frontiers in Public Health* 6, n.º 230 (2018). doi: 10.3389/fpubh.2018.00230.

Mercante, Benjamina, Franca Derui y Claire-Marie Rangon. «Auricular Neuromodulation: The Emerging Concept beyond the Stimulation of Vagus and Trigeminal Nerves.» Medicines 5, n.º 1 (2018): 10. doi: 10.3390/medicines5010010.

Morris III, George L., David Gloss, Jeffrey Buchhalter y otros. «Evidence-Based Guideline Update: Vagus Nerve Stimulation for the Treatment of Epilepsy.» *Epilepsy Currents* 13, n.º 6 (2013): 297-303. doi: 10.5698/1535-7597-13.6.297.

Mukai, K. y S. J. Galli. «Basophils». *Encyclopedia of Life Sciences* (6.2013). doi: 10.1002/9780470015902.a0001120.pub3.

Müller, Mattea, Emanuel Canfora y Ellen Blaak. «Gastrointestinal Transit Time, Glucose Homeostasis and Metabolic Health: Modulation by Dietary Fibers.» *Nutrients* 10, n.º 3 (2018): 275. doi: 10.3390/nu10030275.

Myers, William. «How Mouth Breathing Impacts Dental Health.» Dr. William Myers: Cosmetic, General, Implant Dentistry. 4 de noviembre de 2014. https//www.drwilliammyers.com/mouth-breathing-impacts-dental-health/.

National Sleep Foundation. «Understanding Sleep Cycles.» Sleep-org. Consultado el 13 de diciembre de 2018. https://sleep.org/articles/what-happens-during-sleep/.

Opazo, Maria C., Elizabeth M. Ortega-Rocha, Irenice Coronado-Arrázola y otros. «Intestinal Microbiota Influences Non-Intestinal Related Autoimmune Diseases.» *Frontiers in Microbiology* 12, n.º 9 (2018). doi: 10.3389/fmicb.2018.00432.

O'Regan, C., R. A. Kenny, H. Cronin y otros. «Antidepressants Strongly Influence the Relationship between Depression and Heart Rate Variability: Findings from The Irish Longitudinal Study on Ageing (TILDA).» *Psychological Medicine* 45, n.º 03 (2015): 623-636. doi: 10.1017/s0033291714001767.

O'Toole, Paul e Ian R. Jeffery. «Gut Microbiota and Aging.» *Science* 350, n.º 6265 (2015). doi: 10.1126/science.aac8469.

Owyang, Chung y Audrey Heldsinger. «Vagal Control of Satiety and Hormonal Regulation of Appetite.» *Journal of Neurogastroenterology and Motility* 17, n.º 4 (2011): 338-348. doi: 10.5056/jnm.2011.17.4.338.

Pelot, Nicole A. y Warren M. Grill. «Effects of Vagal Neuromodulation on Feeding Behavior.» *Brain Research* 15, n.º 1693 pt. B (2018): 180-187. doi: 10.1016/j.brainres.2018.12.003.

Polyzoidis, Stavros, Triantafyllia Koletsa, Smaro Panagiotidou y otros. «Mast Cells in Meningiomas and Brain

Inflammation.» *Journal of Neuroinflammation* 12, n.º 1 (2015): 170. doi: 10.1186/s12974-015-0388-3.

Pramanik, Tapas, Hari Om Sharma, Suchita Mishra y otros. «Immediate Effect of Slow Pace Bhastrika Pranayama on Blood Pressure and Heart Rate.» *The Journal of Alternative and Complementary Medicine* 15, n.º 3 (2009): 293-295. doi: 10.1089/acm.2008.0440.

Rechlin, Thomas, Maria Weis, Kurt Schneider y otros. «Does Bright-light Therapy Influence Autonomic Heart-rate Parameters?» *Journal of Affective Disorders* 34, n.º 2 (1995): 131-137. doi: 10.1016/0165-0327(95)00010-k.

Roager, Henrik M., Lea B. S. Hansen, Martin I. Bahl y otros. «Colonic Transit Time Is Related to Bacterial Metabolism and Mucosal Turnover in the Gut.» *Nature Microbiology* 1, n.º 9 (2016). doi: 10.1038/nmicrobiol.2016.93.

Rosas-Ballina, Mauricio y Kevin J. Tracey. «The Neurology of the Immune System: Neural Reflexes Regulate Immunity.» *Neuron* 64, n.º 1 (2009): 28-32. doi: 10.1016/j.neuron.2009-09.039.

Roy, Richard A., Jean P. Boucher y Alain S. Comtois. «Heart Rate Variability Modulation After Manipulation in Pain-Free Patients vs. Patients in Pain.» *Journal of Manipulative and Physiological Therapeutics* 32, n.º 4 (2009): 277-286. doi: 10.1016/j.jmpt.2009.03.003.

Sachis, Paul, Dawn Armstrong, Laurence Becker y otros. «Myelination of the Human Vagus Nerve from 24 Weeks

Posconceptional Age to Adolescence.» *Journal of
Neuropathology and Experimental Neurology* 41. n.º 4 (7,
1982). doi: 10.1097/00005072-198207000-00009.

Samsel, Anthony y Stephanie Seneff. «Glyphosate Pathways to
Modern Diseases VI: Prions, Amyloidoses and
Autoimmune Neurological Diseases.» *Journal of Biological
Physics and Chemistry* 17, n.º 1 (2017).
doi: 10.4024/25sa16a.jbpc.17.01.

Sandhu, Kiran V., Eoin Sherwin, Harriët Schellekens y otros.
«Feeding the Microbiota-Gut-Brain Axis: Diet
Microbiome, and Neuropsychiatry.» *Translational
Research* 179 (2017): 223-244.
doi: 10.1016/j.trsl.2016.10.002.

Schweighöfer, Hanna, Christoph Rummel, Joachim Roth y
otros. «Modulatory Effects of Vagal Stimulation on
Neurophysiological Parameters and the Cellular Immune
Response in the Rat Brain during Systemic Inflammation.»
Intensive Care Medicine Experimental, 4 n.º 1 (2016): 19.
doi: 10.1186/s40635-016-0091-4.

Schwerdtfeger, Andreas y Peter Friedrich-Mai. «Social
Interaction Moderates the Relationship between
Depressive Mood and Heart Rate Variability: Evidence
from an Ambulatory Monitoring Study.» *Health
Psychology* 28, n.º 4 (2009): 501-509.
doi: 10.1037/a0014664.

Seneff, Stephanie, y Anthony Samsel. «Glyphosate, Pathways to Modern Diseases III: Manganese, Neurological Diseases, and Associated Pathologies.» *Surgical Neurology International* 6, n.º 1 (2015): 45. doi: 10.4103/2152-7806.153876.

Shaffer, Fred y J. P. Ginsberg. «An Overview of Heart Rate Variability Metrics and Norms.» *Frontiers in Public Health* 28, n.º 5 (2017): 258. doi: 10.3389/fpubh.2017.00258.

Sharashova, Ekaterina, Tom Wilsgaard, Ellisiv B. Mathiesen y otros. «Resting Heart Rate Predicts Incident Myocardial Infarction, Atrial Fibrillation, Ischaemic Stroke, and Death in the General Population: The Tromsø Study.» *Journal of Epidemiology and Community Health* 70, n.º 9 (2016): 902-909. doi: 10.1136/jech-2015-206663.

Sherwin, Eoin, Kieran Rea, Timothy G. Dinan y otros. «A Gut (Microbiome) Feeling about the Brain.» *Current Opinion in Gastroenterology* 32, n.º 2 (2016): 96-102. doi: 10.1097/mog.0000000000000244.

Spitoni, Grazia Fernanda, Cristina Ottaviani, Anna Maria Petta y otros. «Obesity is Associated with Lack of Inhibitory Control and Impaired Heart Rate Variability Reactivity and Recovery in Response to Food Stimuli.» *International Journal of Psychophysiology* 116 (2017): 77-84. doi: 10.1016/j-ijpsycho.2017.04.001.

Stecher, Bärbel. «The Roles of Inflammation, Nutrient Availability, and the Commensal Microbiota in Enteric

Pathogen Infection.» *Microbiology Spectrum* 3, n.º 3 (2015): 297-320. doi: 10.1128/microbiolspec.mbp-0008-2014.

Tan, Jason Por How, Jessica Elise Beilharz, Uté Vollmer-Conna y otros. «Heart Rate Variability as a Marker of Health Ageing.» *International Journal of Cardiology* (2019). doi: 10.1016/j.ijcard.2018.08.005.

Thomson Healthcare Staff. *Physicians' Desk Reference.* Montvale, NJ: Physician's Desk Reference, 2008.

Tobaldini, Eleonora, Lino Nobili, Silvia Strada y otros. «Heart Rate Variability in Normal and Pathological Sleep.» *Frontiers in Physiology* 4 (2013): 294. doi: 10.3389/fphys.2013.00294.

Tverdal, Aage, Vidar Hjellvik y Randi Selmer. «Heart Rate and Mortality from Cardiovascular Causes: A 12 Year Follow-up Study of 379,843 Men and Women Aged 40-45 Years.» *European Heart International* 29, n.º 22 (2008): 2772-2781. doi: 10.1093/eurheartj/ehn435.

Uhn, Tae Gi, Byung Soo Kim e Il Yup Chung. «Eosinophil Development, Regulation of Eosinophil-Specific Genes, and Role of Eosinophils in the Pathogenesis of Asthma.» *Allergy Asthma and Immunology Research* 4, n.º 2 (2012): 68-79. doi: 10.4168/aair.2012.4.2.68.

«Underlying Causes of Dysautonomia.» Dysautonomia International. http://www.dysautonomiainternational.org/page.php?ID=150.

VanElzakker, Michael B. «Chronic Fatigue Syndrome from Vagus Nerve Infection: A Psychoneuroimmunological Hypothesis.» *Medical Hypotheses* 81, n.º 3 (2013): 414-423. doi: 10.1016/j.mehy.2013.05.034.

Vivier, Eric, David H. Raulet, Alessandro Moretto y otros. «Innate or Adaptive Immunity? The Example of Natural Killer Cells.» *Science* 331, n.º 6013 (2011): 44-49. doi: 10.1126/science.1198687.

Wekerle, Hartmut. «The Gut-brain Connection Triggering of Brain Autoimmune Disease by Commensal Gut Bacteria.» *Rheumatology 55*, supl. 2 (2016): ii68-ii75. doi: 10.1093/rheumatology/kew353.

White, James S. *Neuroscience*. Segunda edición. Nueva York: McGraw-Hill Medical, 2008.

Win, Ni Ni, Anna-Maria S. Jorgensen, Yu Sui Chen y otros. «Effects of Upper and Lower Cervical Spinal Manipulative Therapy on Blood Pressure and Heart Rate Variability in Volunteers and Patients with Neck Pain: A Randomized Controlled, Cross-Over Preliminary Study.» *Journal of Chiropractic Medicine* 14, n.º 1 (2015): 1-9. doi: 10.1016/j.jcm.2014.12.005.

Wouters, Mira M., Maria Vicario y Javier Santos. «The Role of Mast Cells in Functional GI Disorders.» *Gut* 65, n.º 1 (07, 215): 155-168. doi: 10.1136/gutjnl-2015-309151.

Yamamoto, Takeshi, Toshihisa Kodama, Jaemin Lee y otros. «Anti-Allergic Role of Chollinergic Neuronal Pathway via α7 Nicotinic ACh Receptors on Mucosal Mast Cells in a Murine Food Allergy Model.» *PLoS ONE9*, n.º 1 (2014): e85888. doi: 10.1371/journal.pone.0085888.

Yang, Cheryl C., Chi-Wan Lai, Hsien Yong Lai y otros. «Relationship between Electroencephalogram Slow-Wave Magnitude and Heart Rate Variability during Sleep in Humans.» *Neuroscience Letters* 329, n.º 2 (2002): 213-216. doi: 10.1016/s0304-3940(02)00661-4.

Yang, Jen-Lin, Gau-Yang Chen y Cheng-Deng Kuo. «Comparison of Effect of 5 Recumbent Positions on Autonomic Nervous Modulation in Patients with Coronary Artery Disease.» *Circulation Journal* 72, n.º 6 (2008); 902-908. doi: 10.1253/circj.72.902.

Yim, Jongeun. «Therapeutic Benefits of Laughter in Mental Health: A Theoretical Review.» *The Tohoku Journal of Experimental Medicine* 239, n.º 3 (2016): 243-249. doi: 10.1620/tjem.239.243.

Young, Hayley A. y David Benton. «Heart-rate Variability: A Biomarker to Study the Influence of Nutrition on Physiological and Psychological Health?» Número especial de *Behavioural Pharmacology* 29, n.º 2 y 3 (2018); 140-151. doi: 10.1097/fbp.0000000000000383.

Yuan, Hsiangkuo y Stephen D. Silberstein. «Vagus Nerve and Vagus Nerve Stimulation, a Comprehensive Review: Part II.» *Headache, The Journal of Head and Face Pain* 56, n.º 2 (2015): 259-266. doi: 10.1111/head.12650.

Yuen, Alan W. y J. W. Sander. «Can Natural Ways to Stimulate the Vagus Nerve Improve Seizure Control?» *Epilepsy & Behavior* 67 (2017): 105-110.
doi: 10.1016/j.yebeh.2016.10.039.

Zabara, Jacob. «Inhibition of Experimental Seizures in Canines by Repetitive Vagal Stimulation.» *Epilepsia* 33, n.º 6 (1992): 1005-1012. doi: 10.1111/j.1528-1157.1992.tb01751.x.

Zdrojewicz, Zygmunt, Ewelina Pachura y Paulina Pachura. «The Thymus: A Forgotten, But Very Important Organ.» *Advances in Clinical and Experimental Medicine* 25, n.º 2 (2016): 369-375. doi: 10.17219/acem/58802.

Zinöcker, Marit e Inge Lindseth. «The Western Diet-Microbiome-Host Interaction and Its Role in Metabolic Disease.» *Nutrients* 10, n.º 3 (2018): 365.
doi: 10.3390/nu10030365.

Zoli, Michele, Susanna Pucci, Antonietta Vilella y otros. «Neuronal and Extraneuronal Nicotinic Acetylcholine Receptors.» *Current Neuropharmacology* 16, n.º 4 (05, 2018): 338-349. doi: 10.2174/1570159x15666170912110450.

AGRADECIMIENTOS

Sin el apoyo que he recibido de tantas personas no hubiera podido escribir este libro.

En primer lugar, Noureen, mi roca: has permanecido a mi lado en todo momento y no tengo palabras para darte las gracias por todo lo que haces. Escribir este libro ha sido un reto maravilloso, teniendo en cuenta nuestras circunstancias vitales, criando a nuestra preciosa hija. Eres la mejor compañera que podría desear, siempre me has apoyado y te doy las gracias por todo lo que has hecho y todo lo que seguirás haciendo.

Para mi familia: mamá, papá, Afzal y Faiz, por creer en mí, y aunque todos estábamos en *shock* cuando os expliqué lo que tenía en mente, me habéis apoyado y he sentido vuestro amor durante todo este viaje. Gracias por creer siempre en mí. Mamá, papi y Nida, gracias por animarme y hacer que mire siempre adelante.

Para mi familia extensa, para todos mis «superfans»: gracias por todas las palabras de aliento y por preocuparos de que nuestra familia estuviera bien durante este proceso.

Para Pedram: gracias por hablar conmigo en Mindshare, animándome a seguir adelante, y por preguntar: «¿Qué has hecho por mí últimamente?» Esa pregunta suscitó una idea y me permitió desplegar las alas.

Para Bridget: gracias por ponerte en contacto conmigo, por creer en mí y por apoyarme durante este viaje. Has hecho que creyera en mí mismo. Gracias.

Y por último, pero no menos importante, para Team Proof. Sachin: quién iba a imaginar que desde el día en que nos conocimos me inspirarías para escribir este libro, un logro con el que jamás soñé hasta hace poco. Dipa, Ricky, Jared, Julie, Andrew, Carol, Jessica, Gillian, Gretchen, Marissa, Someya, Alice, Rachel, Sophia y Angelito: gracias por vuestro constante aliento, apoyo y amor. Os estaré agradecido a cada uno de vosotros hoy y siempre.

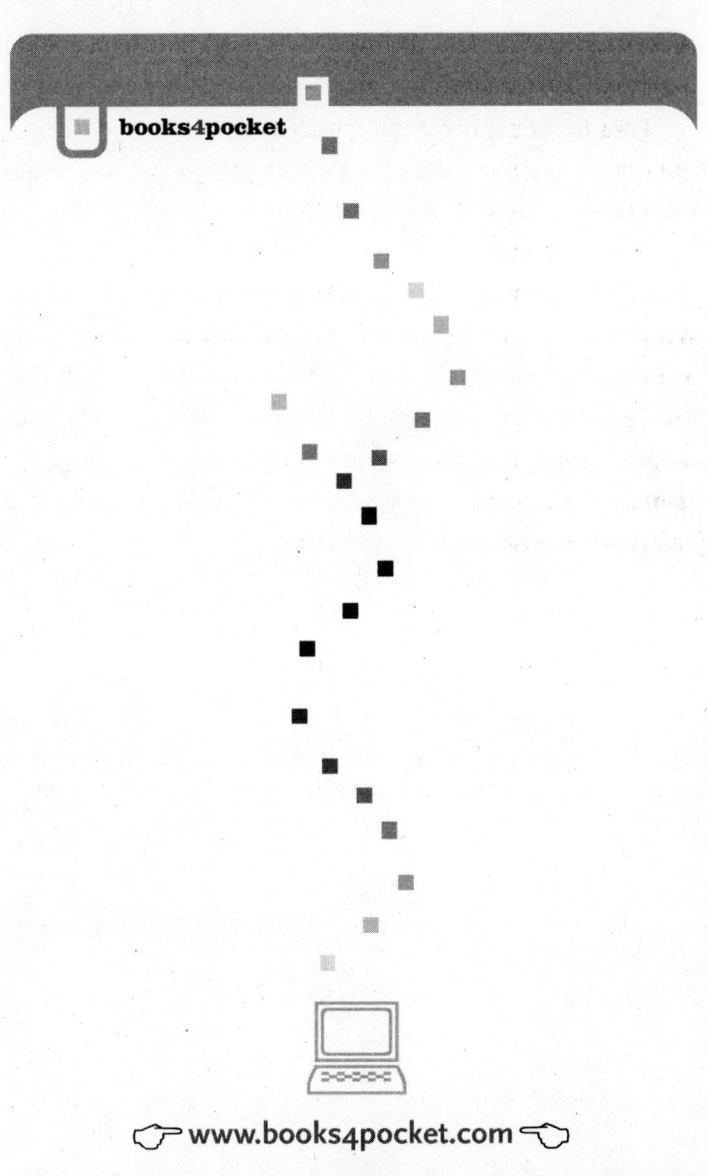

books4pocket

www.books4pocket.com